アクティブ・ラーニング
IBLで進める成人看護学演習法

赤澤 千春 西薗 貞子
京都大学大学院医学研究科准教授　　大阪医科大学看護部看護学科講師

Inquiry Based Learning

金芳堂

序にかえて

　看護師養成のためのカリキュラムの改正は戦後大きく4回行われた．第1回は昭和42年にあり，このカリキュラム改正で，医師中心の教育から看護師中心の教育にシフトし，看護学を「看護学総論」「成人看護学」「小児看護学」「母性看護学」の4つに体系した．第2回の改正は平成元年で，この改正の特徴は総時間数を減らす（3,375時間から3,000時間に変更）ことでゆとりの確保と弾力的運用を可能とし，さらに専門科目に「老人看護学」が加わった．第3回は平成11年，社会の情勢から在宅看護論，精神看護学の授業科目が加わった．そして第4回平成20年の改正では「臨床実践に近い形で学習し，知識・技術を統合させること」を目的に「統合分野」が新たに設けられた．こうしたカリキュラムの改正は時代の医療を取り巻く環境の変化に併せて行われており，今回の改正もまさに，高齢社会，在宅医療推進による医療費抑制といった社会情勢を反映したものである．また，もう一つカリキュラムの改正のたびに言われるのが，知識の詰め込みではなく，主体的に思考判断できる能力を育成することである．医療は日進月歩で発展しており，看護もそれに合わせて多大な知識，技術が要求されてきているが，授業で習った知識・技術のみで卒業後臨床に対応できるかというとかなり無理が生じている．そこで自分で問題を正しく把握し，判断していく能力が求められる．そのためには主体的に問題に取り組み，解決していく能力を養わない限り，膨大な看護・医学に関する知識を丸暗記しようとするしかないのである．したがって，看護学生のときから批判的思考，分析的な問題解決，臨床的な推論，そして主体的な意思決定の技能が要求される．この，主体的に物事に取り組む力を身につけさせるためにカリキュラム上では演習・実習時間が設けられ，知識の詰め込みだけでなく，学生一人ひとりが思考を働かせる，働かせ方を学べるように授業内容を工夫している．

　その結果，最近ではアクティブ・ラーニングとしてPBLやIBLと呼ばれる演習方法が効果的とされ，少人数の学生を個別に指導するチュートリアルシステムが導入されてきている．PBLはProblem-based Learningの略で問題解決型学習法である．IBLはInquiry-based Learningの略で問題探究型学習法である．PBLは医学系の大学でよく利用されており，与えられた情報から問題を明確にして行くことに重点をあてている．IBLは情報を与えるのは同じであるが，仮説を立て，それを立証するための方策を学習することを目的としている．実際にIBLを臨

地実習での思考過程をスムーズにすることを目的に，実習前に行った結果，実習担当教員から「学生はIBLの思考を意識づけるような形で受け持ち患者の問題に取り組んでいた」という評価が聞かれた．これを受けて，成人看護学演習（急性期）は問題を自分で見つけ出し，それに対する解決方法を探索する思考のプロセスを体験することを目的に演習初回にIBLを行うこととした．演習全体としては最初に行うIBLで使用した事例の全体像を用いて，看護計画を立案し事例に模した患者を想定して，アナムネーゼや術前訓練などの技術演習を行っている．そして，この成人看護学演習で立案された看護計画は成人看護学実習の事前学習として活用することができる．

このように成人看護学演習はただの切り取った技術演習ではなく，一貫した事例を通して行うことで，模擬患者（事例）の反応を導き出し，その反応をアセスメントすることで，用いる看護技術の必要性と注意点などを理解することにつながると考える．

今回，学生の批判的思考，分析的な問題解決，臨床的な推論，そして主体的な意思決定の技能の獲得を目的として，成人看護学演習にIBLを初回に取り入れ，その事例を用いて，看護計画立案，ロールプレイを行う演習方法を紹介する．

2010年9月

赤澤 千春

目 次

第1章 成人看護学演習

1 目的 ……………………………………………………………………… 1
2 演習内容 ………………………………………………………………… 2
　　IBL ……………………………………………………………… 5
　　初期看護計画立案 ……………………………………………… 5
　　初診アナムネーゼ ……………………………………………… 6
　　術前訓練 ………………………………………………………… 6
　　スキンケア・ガウンテクニック ……………………………… 7
　　術直後の観察とケア …………………………………………… 7
　　プレゼンテーション …………………………………………… 8
3 評価方法（ピア評価，ルーブリック評価）………………………… 8
　　ピア評価 ………………………………………………………… 9
　　ルーブリック評価 ……………………………………………… 9

第2章 アクティブ・ラーニングとIBL学習法

1 アクティブ・ラーニングとは ………………………………………… 13
2 学生の主体性を引き出す学習環境づくりとIBL …………………… 14
　　特徴 ……………………………………………………………… 16
　　授業の進め方の一例 …………………………………………… 16
3 IBL（Inquiry-based Learning）とは ……………………………… 16
　　IBL学習法とInquiry …………………………………………… 17
　　IBL学習法の特徴 ……………………………………………… 18
　　IBLの実施方法 ………………………………………………… 18

第3章　成人看護学演習の実際

- **1 IBLを用いた導入** …………………………………………… 23
- **2 事例展開** …………………………………………………… 39
    - 関連図 ………………………………………………… 39
    - 情報の整理 …………………………………………… 39
    - 看護問題ネーミング ………………………………… 42
    - 看護プラン …………………………………………… 42
- **3 事例を用いた技術演習** …………………………………… 45
    - 初診アナムネーゼ …………………………………… 45
    - 術前訓練 ……………………………………………… 46
    - スキンケア・ガウンテクニック …………………… 48
    - 術直後の観察とケア ………………………………… 49
- **4 知識共有のための発表** …………………………………… 50

第4章　IBL事例

- 事例 1　脳動脈瘤 …………………………………………… 54
- 事例 2　心　臓 ……………………………………………… 58
- 事例 3　肺がん ……………………………………………… 62
- 事例 4　肝　臓 ……………………………………………… 66
- 事例 5　膵　臓 ……………………………………………… 70
- 事例 6　直腸がん …………………………………………… 74
- 事例 7　前立腺 ……………………………………………… 78
- 事例 8　子宮頸がん ………………………………………… 82
- 事例 9　下咽頭がん ………………………………………… 86
- 事例 10　股関節 …………………………………………… 90

成人看護学演習

1 目的

　成人看護学は，青年期から向老期までの人生で最も長い時期を対象とし，ライフサイクルにおいても身体的，心理的，社会的成長発達による変化が激しい時期である．この時期を対象とした臨地実習は学生にとって学びの多い実習となる．より良い学びをするためには講義，演習，実習がばらばらではなく，つながりが重要である．看護教育は講義，演習，実習を通して成り立っており，必要な基礎知識を座学である講義で学び，演習では学んだ知識を生かしながらシミュレーションすることでイメージ化し，臨地実習においては実際の現象を体験し，言語化することで，知識をより理解し，自己化していくものである．そのプロセスは講義による抽象から実習の具象の間を常に行きつ戻りつし，周囲からのアドバイスや，自らの努力によって成熟していく．そして，実習が終了したときには，看護問題を見い出す方法，それを解決する方法を探索するためにはどのようにしてアプローチしたらいいかを身につけていることが目標である．つまり，学び方を学ぶ力がつけられるかどうかが，看護基礎教育の真髄であり，その力がついたならどのような臨床場面であっても自立してやっていけるということになる．

　成人看護学は急性期，慢性期，回復期，終末期などに分かれることが多い．ここではおもに急性期の演習について述べる．成人看護学急性期の対象は生命の危機的状況にある患者である．生命

1 成人看護学演習

の危機的状況を学ぶために手術を受ける患者の術前術後を通して，術後の生体侵襲*による影響から術後合併症の予防を目的とした看護計画を立案して，実際にシミュレーションし，周手術期をイメージ化していくのが演習である．

> **生体侵襲**
> 生体のホメオスタシスを撹乱させる刺激の総称．生体侵襲が起こると，神経系，内分泌系，免疫系反応が出現する．

2 演習内容

成人看護学演習は，事例の情報を用いて，アセスメントし，看護ケア計画を立案し，それに必要な看護技術を学ぶことである．事例のアセスメントを行うためには情報を幅広く捉え，いくつもの仮説を導き出し，それを検証するために必要な知識と基本の看護技術を組み合わせて検証していくことを学ぶ．看護ケア計画を立案することもまた然りである．このように成人看護学演習では看護技術は一部の技術を抜き出したものを単体で練習するのではなく，いくつかの基本技術を組み合わせて，事例のロールプレイを行うことで，患者の情報や反応を得，それをさらにアセスメントする．これは結果を評価し，再度アセスメントを繰り返すことになり，これが看護過程の展開になる．

表1−1 成人看護学演習項目と基本技術

演習項目	基本技術
看護計画立案	理論枠組みを用いての情報整理 看護計画（O，N，E）プラン作成 SOAP
初診アナムネーゼ	コミュニケーション技術
術前訓練	咳嗽訓練（聴診） 含嗽練習 深呼吸（胸式，腹式） スクイージング 下肢運動
スキンケア	創傷処置
ガウンテクニック	ガウンテクニック（清潔），無菌操作，スタンダードプリコーション
術後観察とケア	管理（酸素マスク，輸液，ドレーン，創部，尿量） 酸素飽和度モニター ストーマ管理，療養生活の安全確保，転倒・転落・外傷予防
プレゼンテーション	プレゼンテーション

看護計画を立案するには，まず情報を広く捉えることを意識づけ，そこから仮説をもつこと，そしてそれを検証する方法が必要となる．そのために最初に IBL を行う．次に事例に対しては「術後の合併症を予防し，早期に社会復帰する」ことを目標に看護計画を立案し，それをロールプレイでシミュレーションする．

　そこで，成人看護学演習では，手術を受ける患者の事例を通して，術前，術中，術後の周手術期の時間軸で初期計画を立案し，初診アナムネーゼ，術前訓練，スキンケア・ガウンテクニック，術後観察とケアのロールプレイを行う．これは，**表1−1**で示す通り，最低限の基本技術の組み合わせが必要となる．事例患者を想定して行うことで，事例ごとに基本技術の組み合わせは違ってくる．学生はロールプレイをすることで模擬患者の反応を得ることができ，よりイメージ化を図ることができる．また，**表1−2**（次頁参照）は，この演習で行う基本的な看護技術を「看護基礎教育における技術教育のあり方に関する検討会」が平成15年に報告書として出された表を青字で確認したものである．事例を変えることでこの基本技術はいくつも組み合わせることが可能である．

　それではそれぞれの項目を説明する．ちなみに現在著者が行っている演習のスケジュールは**表1−3**（5頁参照）の通りである．演習は60時間であるが，慢性期と半々に行っているため，1クールが30時間（15コマ）となっている．

コラム

演習の意味1
　演習は講義と実習を結びつけるものだが，型にはめ込んでしまうものでもない．とくに急性期は術前と術後で患者の様子は大きく変わるので，その変化のイメージはある程度できているほうが実習時に衝撃が少ない．しかしその変化の度合いは患者個々によって違うもので，その違いを見つけ出せる能力が育ったならば演習の意味があったと言える．

1 成人看護学演習

表1-2 成人看護学演習で経験する看護基礎技術

水準＼項目	1 教員や看護師の助言・指導により学生が単独で実施できるもの	2 教員や看護師の指導・監視のもとで学生が実施できるもの	3 学生は原則として看護師・医師の実施を見学する
環境調整技術	療養生活環境調整(温・湿度，換気，採光，臭気，騒音，病室整備)，ベッドメーキング，リネン交換		
食事援助技術	食事介助，栄養状態・体液・電解質バランスの査定，食生活支援	経管栄養法(経鼻胃チューブの挿入) 経管栄養法(流動食の注入)	
排泄援助技術	自然排尿・排便援助，便器・尿器の使い方，オムツ交換，失禁ケア，排尿困難時の援助，膀胱内留置カテーテル法(管理)	浣腸，導尿，摘便，ストーマ造設者のケア，膀胱内留置カテーテル法(カテーテル挿入)	
活動・休息援助技術	体位変換，移送(車イス)，歩行・移動の介助，廃用性症候群予防，体位変換，入眠・睡眠の援助，安静	移送(ストレッチャー)，関節可動域訓練	
清潔・衣生活	入浴介助，部分浴・陰部ケア，清拭，洗髪，口腔ケア，整容	沐浴 寝衣交換など衣生活援助(輸液ラインなどが入っている患者)	
呼吸・循環を整える技術	酸素吸入療法，気道内加湿法，体温調整，吸引(口腔，鼻腔)	吸引(気管内)，体位ドレナージ，酸素ボンベの操作 低圧胸腔内持続吸引中の患者のケア 人工呼吸器装着中の患者のケア	人工呼吸器の操作 低圧胸腔内持続吸引器の操作
創傷管理技術	褥瘡の予防ケア	包帯法，創傷処置	
与薬の技術	経口・経皮・外用薬の与薬方法	直腸内与薬方法，点滴静脈内注射・中心静脈栄養の管理 皮内・皮下・筋肉内・静脈内注射の方法 輸液ポンプの操作	輸血の管理
救命救急処置技術	意識レベル把握		救急法，気道確保，気管挿管，人工呼吸，閉鎖式心マッサージ，除細動，止血
症状・生体機能管理技術	バイタルサイン(体温，脈拍，呼吸，血圧)の観察，身体計測，症状・病態の観察，検体の採取と扱い方(採尿，尿検査)，検査時の援助(心電図モニター，パルスオキシメータの使用，スパイロメータの使用)	検体の採取と扱い方(採血，血糖測定) 検査時の援助(胃カメラ，気管支鏡，腰椎穿刺，12誘導心電図など)	
感染予防の技術	スタンダードプリコーション 感染性廃棄物の取り扱い	無菌操作	
安全管理の技術	療養生活の安全確保，転倒・転落・外傷予防，医療事故予防，リスクマネジメント		
安楽確保の技術	体位保持，罨法など身体安楽促進ケア，リラクセーション		

(平成15年「看護基礎教育における技術教育のあり方に関する検討会」より)
※青字は，成人看護学演習で経験する項目を示している．

表1−3 具体的な授業内容

	前半	急性期後半内容	場所
第1回	2010/10/4	IBL	第9講義室
第2回	2010/10/5	IBL 発表・解説	第9講義室
第3回	2010/10/12	Gワーク/スクイージング講義	第9講義室
第4回	2010/10/18	スクイージング/初診聴取	実習室Ⅲ/実習室Ⅰ・Ⅱ
第5回	2010/10/24	Gワーク	第9講義室
第6回	2010/11/1	Gワーク	第9講義室
第7回	2010/11/8	術前訓練/ガーゼ交換	実習室Ⅲ/実習室Ⅰ・Ⅱ
第8回	2010/11/9	Gワーク	第9講義室
第9回	2010/11/15	成果発表	第9講義室

IBL

1グループ6〜8人にそれぞれ異なる事例を用いてIBLを行う．このグループは演習終了まで同じメンバーである．ここで事例の看護計画立案に必要な基礎知識を学生は探索してくる．そして，お互いに知識の共有化を図る．詳細は3章．成人看護学演習の実際のIBLを用いた導入を参照いただきたい．

初期看護計画立案

IBLの調べた項目の発表終了後，事例の全体像を配布し，その情報から初期看護計画を立案する．この事例の全体像は外来で得られる程度の情報である．事例の全体像から情報を整理するときには関連図と理論枠組み*を用いて行い，看護問題のネーミング，看護プランを立案する．看護問題は術前から術後を通して考えることが必要で，その時期の目標も明らかにする．

情報の整理の呼吸や循環など，生命の危機的状況で重要なフィジカルアセスメントは「呼吸のメカニズム」「循環のメカニズム」という機能からどんな障害が起こっているのかをアセスメントする．たとえば「呼吸のメカニズム」は換気，ガス交換，循環というメカニズムからアセスメントする．この視点であれば，蘇生の

理論枠組み
　看護理論におけるその理論を構成している概念枠組みのこと．

ときのABCの意味がよく理解できるからである．初期看護計画は急性期の生命の危機状況で重要な生体侵襲を「全身麻酔下での手術」ということで全事例に生じると仮定して立案する．そして，初期看護計画は今は出現していなくても手術を受けるということで，起こりうる術後合併症の可能性をアセスメントすることが重要となる．また，事例は身体面だけでなく心理社会面の情報も加えられているので，事例の発達段階や家族役割，社会的役割，心理的状況のアセスメントもできる限り行う．

しかし，この過程で与えられる情報は一部であり，より良い看護計画立案のために必要な情報を「初診アナムネーゼ」のロールプレイで得る．

初診アナムネーゼ

患者が入院した日の場面と設定し，初診アナムネーゼをグループの代表1人が看護師役となって行う．初期看護計画立案で足らない情報をグループで話し合い，模擬患者に看護師役が不足している情報を質問し，収集する．そして，この得た情報を初期看護計画に加えて，より個別性の高い看護計画に修正する．

このロールプレイではコミュニケーション技術が重要となる．時間，場所，座り方，話し方，視線そして倫理的配慮などを考慮して行う．ロールプレイの初めは聞きたい質問ばかりに気を取られていても，患者からの反応は想像を超えたところにあり，おろおろする看護師役の学生のロールプレイを見ることで，学生一人ひとりが自己を投影して見学することができる．その結果，学生はそれまでの患者とのコミュニケーションを振り返る良い機会となる．このロールプレイに関して学生からは「自分がこれまでコミュニケーションがうまくいかない理由に気がついた」「聞きたいことばかりを気にしていると，まるで事情聴取のようだ」などのコメントが聞かれ，貴重な経験となっている．

術前訓練

立案した初期看護計画から術後合併症予防のための術前訓練に必要な項目を抽出する．このロールプレイは学生が患者役も看護

師役も両方を経験することが重要である．両方を経験することで，患者の立場に立った説明と指導の必要性を理解する．術前訓練の項目は事例によって異なっているが，深呼吸，排痰訓練とスクイージング，血栓予防のための下肢の運動は全員が経験する．

　胸式・腹式の深呼吸方法，下肢の運動を術前に練習する目的は，患者が術後に確実に実行できるようにするためである．したがって，ただ説明をするのではなく，正しく実行できているかに着目することが重要である．たとえば深呼吸では基本のバイタルサイン測定の中でも聴診で得られた情報から患者が実行できているかどうかをアセスメントするなど，必ず，客観的データを用いて評価することを学ぶ．

スキンケア・ガウンテクニック

　スキンケアは創傷処置を通して皮膚の機能，清潔不潔の区別ができることを目標とし，ガウンテクニックは正しい手洗い方法，清潔ガウンの着用，清潔不潔の区別を目標としている．時間の余裕があれば，スキンケアは「術後の観察とケア」に組み入れてもよい．「スキンケア」をロールプレイで行うときは事例によっては「ストーマ」や「ドレナージ」を想定して行う．演習と実習までの期間が長いときはガウンテクニックは実習の中に組み入れている．

　ガウンテクニックの手洗い方法はブラシを使用する方法から使用しない方法へ変化しており，今後も，薬液などの進化によって日々変化することも念頭に置く必要がある．

術直後の観察とケア

　事例が手術を受け，帰室直後（1時間）を想定してロールプレイを行う．これも患者役と看護師役の両方を体験する．まず，術後は生体侵襲を受け，Moore の回復過程*に沿って事例ごとに立案された看護計画から術直後の観察項目チェックリストを作成する．どのような手術が行われたかは，各事例ごとに作成した術中記録から学生が拾い出し，術後の患者の状態を想定する．酸素マスク，輸液ライン，尿道カテーテルなど，事例患者の術後に必要

Moore の回復過程
　Moore は侵襲に対する生体反応を4期に分類した．
・障害期：侵襲2〜4日
・転換期：侵襲4〜7日
・同化期：侵襲1〜数週間
・脂肪蓄積期：侵襲数週間〜数カ月

1 成人看護学演習

SOAP
　Subject
　Object
　Assessment
　Plan の略．

な付属物がどこにどのようについているか図式化し，患者役はそのように物品をつける．看護師役は術直後ケア項目の観察を中心としてロールプレイを行う．このロールプレイで重要なことは，バイタルサインの数値を記録するために測るのではなく，術後の状態が問題なく経過しているかどうかをその値の意味するところからアセスメントすることを学ぶことにある．また，ロールプレイで得た情報をケアシートにSOAP*で記録し，文字化することで，臨地実習で使用する記録用紙の使用方法も学べる．

　術直後は観察するだけでなく，そのデータによってはすぐにケアを行わなければならない．事例によっては，排痰を促したり，深呼吸を促すなどのケアを行い，その効果もアセスメントするなどの一連のロールプレイを行う．また，整形外科手術を受ける患者に必要な車イスの移乗や脳外科手術後に必要な意識レベルの観察方法など，事例ごとの必要なケアも学生が立案した看護計画の中から抽出して行う．

プレゼンテーション

　演習のIBLが終わった後，グループごとに事例の入ったUSBメモリが渡され，演習内容の学生の作業成果はそこに記録される．
　プレゼンテーションは演習の最後に1グループ30分から40分の時間を使って学生が立案した看護計画を発表する．事例の情報をどのようにアセスメントし，看護問題としたのか，その看護問題のプランをパワーポイントを用いて説明する項目は演習開始のときに配布してあるルーブリック評価項目に沿って発表する．

3 評価方法（ピア評価，ルーブリック評価）

レディネス
　学習するための準備状況．

　教育評価には相対評価，絶対評価，個人内評価がある．相対評価は他人と比べる評価法で一般的に筆記試験などで点数化し，成績が他の学生と比較してどの位置にあるかで評価する．絶対評価は教育目標への到達度を評価する方法で，個人内評価はその個人の成長を評価する方法である．また，評価する時期で診断的評価，形成的評価，総括的評価がある．診断的評価は学生のレディネス

を把握するために演習の前に行う方法である．形成的評価は学習者がどの程度理解したかを評価する方法で，総括的評価は学期末や講義の最後に行われる評価法である．

　看護学演習の評価は 2 つ行う必要がある．1 つはグループ評価すること，もう 1 つは個人を評価することである．グループ評価は絶対評価で，プレゼンテーションで発表したものを教員と学生同士のピア評価で行う．この評価の基準としているのがルーブリック評価である．これについては後に詳しく述べる．もう 1 つの個人評価は相対評価の筆記試験で，事例について考えられる術後合併症を挙げ，その看護プランを記載するもので，一人ひとりの理解度を把握する．

ピア評価

　グループ評価は教員だけでなく学生同士でも行うピア評価を行う．ピア評価は学生同士が一定の基準に沿って評価する．演習の最初に看護計画項目についての評価基準（ルーブリック評価）を配布し，項目の目標を提示しているのでそれに沿って教員も学生も評価する．

ルーブリック評価

　ルーブリックとは「学習者のパフォーマンスの成功の度合いを示す尺度と，それぞれの尺度に見られるパフォーマンスの特徴を説明する記述語で構成される，評価基準の記述形式」とされている．このようにグループワークの目標を提示して行う評価をルーブリック評価といい，事例の看護計画項目に沿った評価基準は**表 1 − 4**の通りである．**表 1 − 4**は，IBL の評価基準も示し，基礎項目，アセスメントが「情報の整理」に該当する．

　このルーブリック評価表は，IBL 後の事例の提示後に全員に配布する．そして，これから行うグループワークの各項目の方向性と求められる質を学生全員で確認をする．これは後々も方向性を確認するバイブルのような役割を果たす．

表1－4　ルーブリック評価表

	ねらい	評価基準
IBL	事例をもとに多彩な角度から仮説を提示し，それに対しての検証方法もまた自ら探索し，根拠をもって明らかにする．また，このときにこれまでの既習の知識を活用する．	事例をもとに多彩な角度から仮説を自ら提示し，それに対しての検証方法もまた自ら探索し，根拠をもって明らかにできた．
基礎項目	疾患による現在の症状を関連図を用いて説明する．また，生体侵襲による神経系，内分泌系，免疫系への影響を説明する．	事例の状態を解剖生理から説明することができる．また，生体侵襲を受けたことによる影響を説明することができる．
情報	事例に提示されている情報を関連する理論枠組みに分類する．	理論枠組みに沿って事例の情報を分類できる．
アセスメント	現在の状態を査定し，その状態に手術による生体侵襲が加わったときに生じる影響とその結果として起こる可能性のある合併症を説明する．	術前，術中，術後それぞれのアセスメントができる．術前は現在の状態が手術を受けるのに問題が生じていないかと手術を受けるとしたらどのような問題が生じるかを査定することができる．術中は手術中に起こりえる問題を査定する．術後は術直後と術後に分ける．術直後は生体侵襲を受けることで生じる問題を査定することができる．術後は回復の過程で生じる問題を査定し，退院に向けての問題を査定することができる．
ネーミング	事例が手術を受けることで生じる可能性のある看護問題を述べる．共通問題である合併症を含む．	情報，アセスメントから誰が見ても理解できる看護問題名をつけることができる．
プラン	観察，ケア，教育の項目に分けて看護問題ごとのプランを作成する．	観察，ケア，教育とそれぞれに具体的なプランを立てることができる．観察はプランの評価をする項目でもあることを踏まえて具体的に記述する．ケアはだれもが継続して行えるように具体的に記述する．教育は患者とその家族を中心に個別性を重視した内容を記述する．

3 評価方法（ピア評価，ルーブリック評価）

A（優）	B（良）	C（可）	D（不可）
これまでに学んだ既習の知識を存分なく用いて事例をもとに多彩な角度から仮説を自ら提示し，それに対する検証方法も自ら探索し，根拠をもって明らかにできる．また，グループワークに際し，それぞれの役割を認識し，他者と意見交換が活発にでき，意見を述べ合い，まとめることができる．	これまでに学んだ既習知識をもとに仮説を提示し，その検証を自ら探索し論証することができる．グループワークに際し，各々の役割を果たすが，意見はあまり活発に出ない．	これまでに学んだ既習知識が乏しく，仮説に偏りがある．その検証を自ら探索し論証することができる．グループワークに際し，意見は活発に出されるが，まとめることができない．	既習の知識が乏しく，出される仮説の数が少ない．仮説の論証に根拠がない．グループワークに際し，各々役割を十分に果たすことができないために意見の共有などが図れない．
疾患から現在の状態の説明ができ，手術侵襲から神経系，内分泌系，免疫系への影響を説明できる．	疾患から現在の状態の説明は不十分であるが，手術侵襲による神経系，内分泌系，免疫系への影響は説明できる．	疾患から現在の状態の説明はできるが，手術侵襲による神経系，内分泌系，免疫系への影響の説明は不十分である．	疾患から現在の状態の説明も，手術侵襲による神経系，内分泌系，免疫系への影響の説明も不十分である．
理論枠組みを用いて正しく情報を分類できる．	理論枠組みを用いているが情報分類の一部に間違いがある．	理論枠組みを用いているが一部の枠組みしか活用していない．	理論枠組みを用いず，一部の情報のみを分類する．
上記の多角的な推論に対する分析，論証ができ，現在の状態を査定することができ，事例の受ける手術侵襲も述べることができる．さらに現在の状態で手術侵襲を受けることで生じる影響の予測と，合併症を査定できる．その結果，何が合併症を生じさせる誘因になりえるのかを査定できる．	現在の状態を査定することができ，事例の受ける手術侵襲も述べることができ，手術による影響が予測され，合併症を述べることができる．	現在の状態を査定することができ，手術侵襲も述べることができるが，手術の影響を予測することができない．	現在の状態と手術侵襲による影響を関連させて査定することができない．
事例の情報，アセスメントから誰が見ても理解できる看護問題名をつけることができる．	事例の情報，アセスメントから看護問題名を挙げているが，ただのキーワードになっている．	事例の情報，アセスメントと関係なく一般的な看護問題を羅列する．	看護問題名が不明確である．
観察，ケア，教育プランが看護問題解決のために，それぞれ実行可能な具体的な内容を挙げることができる．また，観察項目は実行したときの評価項目となっている．	観察，ケア，教育プランのそれぞれについて看護問題解決のためのプランを具体的に挙げることができる．	観察，ケア，教育プランを挙げているが看護問題解決のためには具体的となっていない．	観察，ケア，教育プランに看護問題解決のための実効性がない．

> **コラム**
>
> **演習の意味2**
> 　医療事故が起こるとき，個人に起こっている問題はその出来事を100％正しいと思っていることで発生しやすい．100％正しいと思っているとそれ以上の疑問が生じる隙もなく間違いは実行されてしまう．演習や実習では，この100％の思い込みを常に80％〜90％ぐらいにしておき，残りの10〜20％に絶えず，「これでいいのか」という問いかけを残しておくことの重要性を知ることであると考える．これが，批判的思考と呼ばれるものであるが，学生のときからその思考方法を身につけることができたなら，命は守れる．

アクティブ・ラーニングと IBL 学習法

1 アクティブ・ラーニングとは

　近年の社会状況の変化とともに社会から大学教育に期待されるニーズも多様化している．このような社会のニーズに対して，大学教育は，カリキュラム，教育方法などさまざまな側面において見直しを余儀なくされる状況となっている．

　とくに教育方法においては，教師主体から学習者主体へと目を向けられるようになっている（図2-1）．

　今までの伝統的な講義形式で教師が知識を説明し，学生が受け身になる学習ではなく，学生の自発的で論理的な思考や討論など

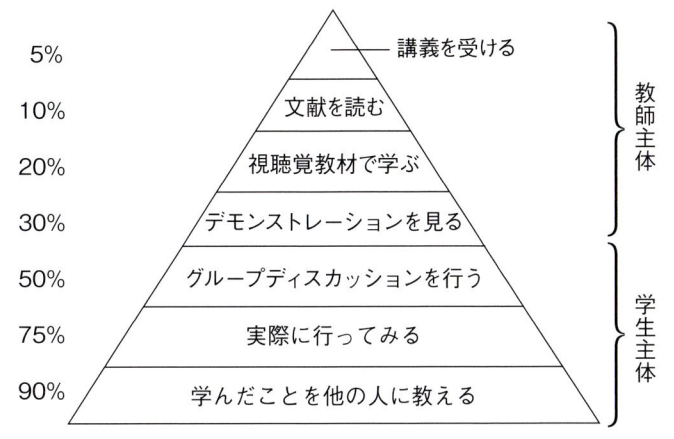

図2-1　学びのピラミッド

を通して，分析や意思決定をしながら課題や解決策を見い出していく学習方法であるアクティブ・ラーニングが導入されている．

アクティブ・ラーニングは能動的学習や参加型学習と訳され，学生の自らによる思考を促す能動的な学習方法の総称である．

アクティブ・ラーニングにはさまざまな方法があるが，おおむねそれらの学習法によって下記のような効果を得ることに期待が込められている．

・自ら学習意欲を喚起すること．
・自立して学習する力をつけること．
・学生が自らの将来を見通した自己学習力を高めること．
・自分の専門分野における基礎基盤を形成し応用能力を身につけること．
・社会人として新たな問題に遭遇したとき，その問題を解決する能力を身につけること．

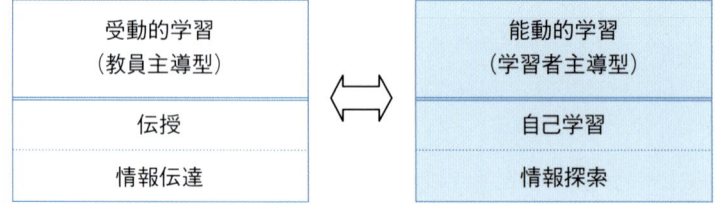

2 学生の主体性を引き出す学習環境づくりとIBL

しかし，これらの力は簡単に身につくものではない．教員は学生の学習意欲の向上に向けた学習環境づくりへの取り組みが必要となる．

学生の主体性を引き出す学習方法としては，少人数編成による課題提示の形態をもつPBL（Problem-based Learning）「問題基盤解決型学習」，PBL（Project-based Learning）「プロジェクト型学習」があり，医学教育をはじめとして経済学など実証的な学問領域においてすでに多くの大学で広く実施され，現場前教育の手法として評価をされている．

また，チーム医療を担う看護教育においてもPBLが授業の一形態として導入されつつあるが，我々は，問題発見に力点を置くIBL（Inquiry-based Learning）「問題発見探究型学習」の導入を図っている．

PBLやIBLには次のような2つの特徴がある．

第一は教員の役割であり，教員は自説を述べず，講義をしない．授業は学生の主体的な学習活動を中心とし，教員の役割は学生の学習活動を支援することである．

教員は，参加学生の意欲を高め，学生間の切磋琢磨がうまく働くような学習環境をつくる力が必要となる．学生は教員に頼らずいろいろな意見や考えを発言し合い，討論授業を構成していく．学生は討論の場を最大限に利用して自分の意見を形成しなければならない．討論の場において，お互いを尊重し，自分と異なった考え方を積極的に受け入れ，そのうえで慎重に吟味することが討論の最大の活用方法であることを学んでいく．そうすることによって，一人で考えるだけでは到底達することができない多様な観点から考察された高い見識を得ることができるようになる．その見識は与えられたものではなく自ら考え抜いたものであり，講義から得た知識とは違ったレベルの理解度を獲得することになる．

第二は現実の臨床活動の様子を盛り込んだ事例を教材として用いる．事例は講義形式の授業で用いる教科書とは異なる性質をもっている．

実践の科学とされる領域では，言葉で語り尽くせない現実情報を，不確実な状況下でどのように判断し，どのように意思決定し，目的達成へといかに実現していくか，という現実に即したきわめて具体的な実践知識が必要である．

実践学問においては単に知識を獲得するだけでは不十分であり，その問題を何らかの具体的な形で解決する行為の実行が必ず求められる．理論知識を用いることで理解し分析し，そして実践知識の活用によって実行する能力を獲得するためにはさまざまな不確実な状況の文脈を含む事例が意味をもつ．

学生は，これらの事例を通して，既有の知識や過去の体験などから想像力を働かせ，調査し，論理的に思考して自らの課題テーマを設定し，制約条件の中で問題解決プランを練り，自らの手足

を動かして調べ，結果を解析し，考察するという一連の膨大な課題の達成を体験していく．

これらの学習法は次のような特徴と方法形態をもって進められている．

> 特徴

- 少人数（6〜8人）のグループを構成し学習に取り組む．
- 取り組むべき事例が示される．
- グループで問題（課題）解決のための学習計画を立てる．
- 授業時間外に個人で自己学習を進める．
- 学習に必要な学習資源（文献・資料）も自分で適切なものを選択する．

> 授業の進め方の一例

教員の活動	学生の活動
事例提示	事例の受けとり
支援	グループセッション 自己学習 グループセッション
支援	全体セッション 成果発表準備（グループで）
評価	成果発表

3 IBL（Inquiry-based Learning）とは

対象者の不確定な問題に取り組むことの多い看護学では，対象の固有の問題を発見する力・課題探究の能力が重要であり，教員による課題提示によって，問題発見の視野が狭まることを回避す

る工夫が必要である．さらに，臨床現場では，数少ない不確かな情報から問題設定（仮説設定）を行い，問題解決（仮説の論証と課題仮説の解決）を図ることが求められている．

このような状況から，我々が行っているIBLでは少ない情報から多くの連想を促すように事例の提示内容と提示方法に工夫を凝らしている．

IBLはInquiry-basedであり，Deweyが示唆していた，能動的な探究活動が深い理解につながるという考えを基盤として，成人教育（andragogy）の考え方と社会的構成主義の学習方法をとっている．

IBL学習を構成する学びの要素には，以下の4つが含まれることになる．つまり，

(1) 言語を媒介として**意味を構成する言語的実践としての学び**
(2) 問題（課題）発見解決過程における「**探究**」**としての学び**
(3) 具体的な学習作業における「**社会的コミュニケーション**」**としての学び**
(4) **自己と社会（アイデンティティとコミュニティ）を構成し続ける実践としての学び**

IBL学習法とInquiry

Inquiryは「問題的状況」からでなく「不確定的状況」から出発させることに意味がある．

人間は曖昧，疑問，混乱，葛藤など不確定的状況におかれた場合，問題状況（課題状況）の解決へは次のような段階を経る．この学びの状況を活かした学習プログラムがIBL学習法である．

Inquiry（探究）の先行条件…不確定的状況
(1) 困難の感得
(2) 問題（課題）の設定
(3) 可能的解決策（仮説）の策定
(4) 推論による可能的解決策（仮説）の検証
(5) 実践・実験などの論証による可能的解決策（仮説）の策定

Inquiry（探究）の最終結果…解決がもたらされると状況は変化して1つの解を獲得し，次の新たな状況下で課題解決を図る能力を得る．

IBL 学習法の特徴

学習者に意味ある学習（Meaningful Learning）を体験させることも，この学習法の特徴である．意味ある学習は，能動的（Active），構成的（Constructive），主体的（Intentional），現実的（Authentic），協調的（Cooperative）の5つの観点から捉え，IBL学習法はこれらの5つの観点をふまえた学習プログラム（環境）を設定することによって，学習者が積極的・能動的に意味を構成することをねらいとしている．学習者が情報を受動的に受け取っているときは，表面的な学習しか起こらない．しかし，学習者の能動的な活動（経験や相互作用）を通して，学習者が積極的に能動的に意味を構成するときには，深い理解が得られる．

事例提示の工夫―グループ学習―学習課題の明確化―自己学習…といった学習活動を通じて，学生は能動的に意味を構成していく．

このように探究的に学ぶプロセスを経て，次の能力を獲得していく．

①不確定な要素から多角的に問題を発見する能力を身につける．
②自己学習の方法と習慣を身につける．
③問題解決型学習の方法を身につける．
④グループの中での協調性，積極性と責任を果たす態度を身につける．

ことを目的としている．

IBL の実施方法

グループとしての活動
　学生はグループ別に指定された場所に集まる．

①グループを構成する：1つのグループは学生6～7人とチューターで構成する．
②役割の決定：メンバーの中から司会，記録，時計係の担当を決める．

・司会
・記録係：討議内容を模造紙に書き出していく．
・時計係：決められた時間で進められるように適度な方向づけを行う．
③次の各担当の役割に沿って事例の検討を行っていく．
④白板（思考プロセスを書いた模造紙）に向かって座る．
⑤事例の提示：4つの思考プロセスに沿って各事例のディスカッションを進めていく．

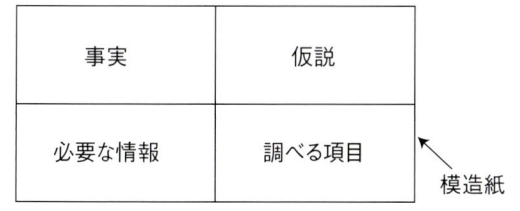

図2－2　IBL時の配置図

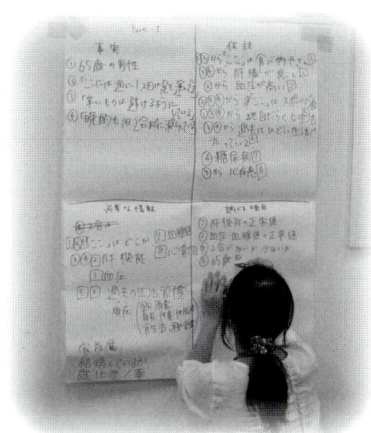

写真2－1

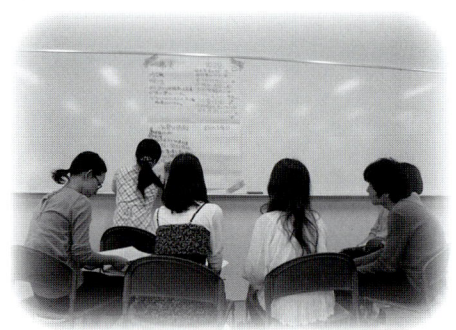

写真2−2

事例の展開

　与えられた課題，その他の資料をもとに自分たちで討論しながら疑問点や問題点を取り上げ，自分たちが学ぶべき学習の項目（課題）を選び出していく．

　1つの事例に対して図2−2のように4つの思考プロセス（事実⇒仮説⇒必要な情報⇒調べる項目）に沿って学習を体験する．

　各事例を4つの思考プロセスに沿ってPart 1からPart 3までの小出し事例を用いてディスカッションを進めていく．

　作成した事例は2〜3センテンス程度の短い文の抜き出し（Part）として学生に提示する．Partは3〜4つとし，各Partごとに上述の4つの思考プロセスに沿って検討を重ねていく．

　短時間に思考を集中し効果的な検討を促すため，1つのPartにかかる時間は35〜45分程度としている．

　各Partにおける各思考にかける時間の概要と内容は下記の通りである．

事実	5〜7分	ケースに関する主観的，客観的情報をつかむ．
仮説	10分	事実は何を意味しているか推論する．
必要な情報	10分	仮説を証明するために，今ある情報以外に必要な情報を考える．
調べる項目	10分	事実，仮説，必要な情報の重要事項の中でわからないことを調べる．

役割分担と自己学習

Part 1 から Part 3 まで終了すると，すべての Part の「調べる項目」を次回までの学習課題とする．学習分担を決め学習を進めていく．

グループ内発表

各自が空いた時間を工夫して個人学習を進める．教科書や文献，視聴覚教材などを用いて，「調べる項目」として設定した課題を分担学習しグループメンバーにシェアする発表レジュメを各自で作成する．

ディスカッション

グループメンバーが集まり，お互いに調べた事柄を分析し，得た知識の理解を共有し学び深め合いながら，課題の解決を図っていく．

＊チューターは，この過程がより円滑に効果的に進行するよう支援する．

chapter 3

成人看護学演習の実際

1 IBLを用いた導入

　Part 1からPart 3まで，『事実』の情報から『仮説』の生成，さらに仮説を証明するために必要となる『必要な情報』の追加，学習によって仮説を証明づけるための『調べる項目』の設定へと思考が展開していく様子を学生の発表をもとにして説明する．ここでは，事例9下咽頭がん（88頁参照）を例にとって解説していく．学生たちは教員に提示された3つの『事実』をもとに模造紙の前でディスカッションを行う（19，20頁参照）．

> Part 1
> 　Aさんは54歳の男性．今朝，Aさんは妻とともに1時間ほど鴨川辺りを散歩していました．妻は「優しい声がもう聞けなくなるのね，とてもつらいわ」と涙ぐんでいました．
>
> Part 2
> 　昼頃，看護師が訪室するとAさんは呼吸練習や床上運動をやっていました．訪室した看護師に「来月から高校野球の予選大会が始まる．部の顧問として最近1カ月は土・日もなかった」と語りました．
>
> Part 3
> 　「喉のかすれはなかなかとれんし，疲れもなかなかとれんことは気になっていました」「手術したら声を失うのですね．とてもショックです」「命は助かるのですね」と医師に繰り返し語っていました．

3 成人看護学演習の実際

Part 1

模造紙に書いた『事実』から『調べる項目』までの4つの思考展開は下記のようになった.

事実	仮説
・Aさんは54歳, 男性…① ・今朝, Aさんは妻とともに1時間ほど鴨川辺りを散歩していた. …② ・妻は「あの優しい声をもう聞けなくなるのね, とてもつらいわ」と涙ぐんでいた. …③	・既婚 ・休職中または無職 ・鴨川の付近に住んでいる. ・妻との関係は良好 ・術後, 話せなくなる. ・術後, 会えなくなる. ・優しい人だろう. ・妻はとてもつらそうだ. ・深刻な病気ではないか.
必要な情報	調べる項目
・病名 ・術式 ・病気の進行度 ・本人が病気のことをどう受け止めているか. ・家族構成 ・仕事の有無・内容	・50代男性が罹患しやすい病気 ・術後, 話せなくなる手術 ・術後の看護

1つの事実から仮説⇒必要な情報⇒調べる項目への発展は…

事実

・Aさんは54歳の男性. …①
・今朝, Aさんは妻とともに1時間ほど鴨川辺りを散歩していた. …②
・妻は「優しい声がもう聞けなくなるのね, とてもつらいわ」と涙ぐんでいた. …③

各事実から次のように仮説を生成した.

1　IBLを用いた導入

仮説

事実
- 今朝，Aさんは妻とともに1時間ほど鴨川辺りを散歩していた．…②

 Aさんは54歳の男性…①

仮説

事実②より
- 既婚ではないか．
- 休職中または無職ではないか．
- 鴨川の付近に住んでいるのではないだろうか．
- 妻との関係は良好なんだろう．

> 事実①も含めて，仮説としている項目もある．
> 一つの状況（情報）から多岐にわたって仮説が生成されることが望ましい．

事実
- 妻は「優しい声がもう聞けなくなるのね，とてもつらいわ」と涙ぐんでいた。…③

仮説

事実③より
- 術後，話せなくなるのではないか．
- 術後，会えなくなるのではないか．
- 優しい人なのだろう．
- 妻はとてもつらそうだ．
- 離婚するのではないだろうか．
- 深刻な病気であるだろう．

> 自分の過去の体験をもとに，かなり主観的な仮説も含まれる．
> 浮かびあがった仮説は全てグループの仮説として共有する．

25

このようにして Part 1 の仮説が生成された．

> 仮説
> ・既婚ではないか．…Ⅰ
> ・休職中または無職ではないか．…Ⅱ
> ・鴨川の付近に住んでいるのでは．…Ⅲ
> ・妻との関係は良好だろう．…Ⅳ
> ・術後，話せなくなるのでは．…Ⅴ
> ・術後，会えなくなるのではないか．…Ⅵ
> ・優しい人なのだろう．…Ⅶ
> ・妻はとてもつらそうだ．…Ⅷ
> ・離婚するのではないだろうか．…Ⅸ
> ・深刻な病気ではないか．…Ⅹ

次にこれらの各仮説を証明するために必要となる情報を考え，仮説を論証するために調べなければならない項目（学習 Title ＝ 学習課題）を導き出す．

仮説⇒必要な情報⇒調べる項目

仮説
・術後，話せなくなるのでは…Ⅴ
・深刻な病気ではないか…Ⅹ

必要な情報
・病名
・術式
・病気の進行度
・本人が病気のことをどう受け止めているか．

調べる項目
・50代男性が罹患しやすい病気
・術後，話せなくなる手術
・術後の看護

仮説⇒必要な情報⇒調べる項目

仮説
- 既婚ではないか．…Ⅰ
- 妻との関係は良好だろう．…Ⅳ
- 離婚するのではないだろうか．…Ⅸ

必要な情報
- 家族構成
- 夫婦関係
- 離婚の原因

- 休職中または無職ではないか．…Ⅱ

- 仕事の有無，内容

> 文献では調べられない項目が出てくる．（ロールプレイでの確認項目とする．患者さんへの質問・確認項目に加える．）

Part 2

　模造紙に書いた『事実』から『調べる項目』までの4つの思考展開は下記のようになった.

事実	仮説
・看護師が訪室するとAさんは呼吸練習や床上運動を行っていた. …① ・「来月から高校野球の予選大会が始まる. 部の顧問として最近1カ月は土・日もなかった.」…② ・「喫煙は1日40本以上になっていた.」…③	・咽喉に関する病気ではないか. ・喫煙に関係する病気ではないか. ・学校の先生だろう. ・1カ月前より自覚症状があった. ・疲労が蓄積していただろう. ・手術に対して前向きではないか. ・手術により命が助かる病気 ・手術の準備をしている.
必要な情報	調べる項目
・病名,術式 ・進行度 ・咽喉の違和感の程度 ・喫煙歴 ・ストレスの程度 ・休日返上の日々がいつから続いているか.	・手術が適用になる病気 ・術後話せなくなる病気 ・ストレスに関係する病気 ・喫煙に関係する病気 ・咽喉に関係する病気

　Part1と同様に,事実情報の展開の様子を追っていく.

事実

・看護師が訪室するとAさんは呼吸練習や床上運動を行っていました.
・訪室した看護師に「来月から高校野球の予選大会が始まる. 部の顧問として最近1カ月は土・日もなかった. 喫煙は1日40本以上になっていた」と語りました.

事実から仮説の生成へ

仮説

事実
- 呼吸練習や床上運動を行っていた．…①

仮説
事実①より
- 手術の準備をしている．
- 手術後にはベッド上の生活が続くのではないだろうか．
- 手術後合併症の可能性が高いのではないか．
- 手術に対して前向きな人ではないか．

事実
- 来月から高校野球の予選大会が始まる．
- 部の顧問として最近1カ月は土・日もなかった．…②

仮説
事実②より
- 疲労が蓄積しているだろう．
- 学校の先生だろう．

事実①②より
- 1カ月前より自覚症状があったのでは．

事実
- 最近は1日40本以上のタバコを吸っていた．…③

仮説
事実③より
- 喫煙に関係する病気ではないか．

事実①③より
- 咽喉に関する病気ではないか．

このようにして Part 2 の仮説が生成された．

> **仮説**
> ・咽喉に関する病気ではないか．…Ⅰ
> ・喫煙に関係する病気ではないか．…Ⅱ
> ・学校の先生だろう．…Ⅲ
> ・1カ月前より自覚症状があった．…Ⅳ
> ・疲労が蓄積していただろう．…Ⅴ
> ・手術に対して前向きではないか．…Ⅵ
> ・手術により命が助かる病気…Ⅶ
> ・手術の準備をしている．…Ⅷ

Part 1 と同様にして，各仮説を証明するために必要となる情報を考え，仮説を論証するために調べなければならない項目（学習 Title ＝学習課題）を導き出す．

仮説⇒必要な情報⇒調べる項目

仮説
・疲労が蓄積…Ⅴ
・学校の先生…Ⅲ
・1カ月前より自覚症状…Ⅳ

⇒

必要な情報
・ストレスの程度

仮説
・疲労が蓄積
・学校の先生

⇒

・休日返上の日々がいつから続いているか

（これも文献では調べられない．ロールプレイで確認する項目とする．）

調べる項目
ストレスを原因として起こる病気

仮説⇒必要な情報⇒調べる項目

仮説
- 喫煙に関係する病気ではないか．…Ⅱ
- 咽喉に関する病気ではないか．…Ⅰ
- 手術後合併症の可能性が高いのではないか．

必要な情報
- 病名，術式
- 咽喉の違和感の程度

調べる項目
- 手術が適用になる病気
- 術後話せなくなる病気

> 1つの学習項目が複数の仮説の検証につながっていることがわかる．

仮説
- 喫煙に関係する病気ではないか…Ⅱ

必要な情報
- 喫煙歴
- 病名
- 咽喉の違和感の程度

調べる項目
- 喫煙を原因とする病気

> 仮説がそのまま学習項目となることもある．

Part 3

模造紙に書いた『事実』から『調べる項目』までの4つの思考展開は下記のようになった.

事実	仮説
・「喉のかすれはなかなかとれんし,疲れもなかなかとれんことが,1カ月前から気になっていました」 ・「手術したら声を失うのですね.とてもショックです」 ・「命は助かるのですね」と繰り返し語っていた.	・咽喉の違和感は腫瘍 ・手術部位は咽喉部 ・手術後に落ち込む可能性 ・この病気には手術が最善の方法である. ・声を失う手術をする. ・手術後にはベッド上の生活 ・手術後合併症の可能性
必要な情報	調べる項目
・術後に声を失うことに対する問題 ・術後の生活上の問題 ・術後注意すべき感染症 ・手術部位,術式 ・手術前に必要な訓練 ・声を失うことのショックの程度 ・術後病気の進行度とそれに応じた最善の治療法	・発声のしくみ ・呼吸練習,床上運動 ・術後に注意すべき合併症 ・術後病気の進行度とそれに応じた最善の治療法 ・術後に声を失うことに対する看護 ・考えられる手術部位,術式

以下,Part1,Part2と同様にして展開していく.Part 3における展開は抜粋例を提示する.

事実⇒仮説の1例

事実	仮説
・「命は助かるのですね」と繰り返す.	・手術により命が助かる病気
・「手術によって声を失うことはショックです」	・手術部位は咽喉部 ・手術後に落ち込む可能性
	・この病気には手術が最善の方法である. ・声を失う手術をする.

事実情報がPart 1,Part 2と重なり,かなり具体的な仮説となってくる.Part 1,Part 2の状況を念頭に置いて,思考が展開されていく.

仮説⇒必要な情報⇒調べる項目の例

仮説
- 手術後に落ち込む可能性
- 手術に対して前向き
- 手術の準備をしている．

必要な情報
- 声を失うことのショックの程度
- 術前に必要な訓練

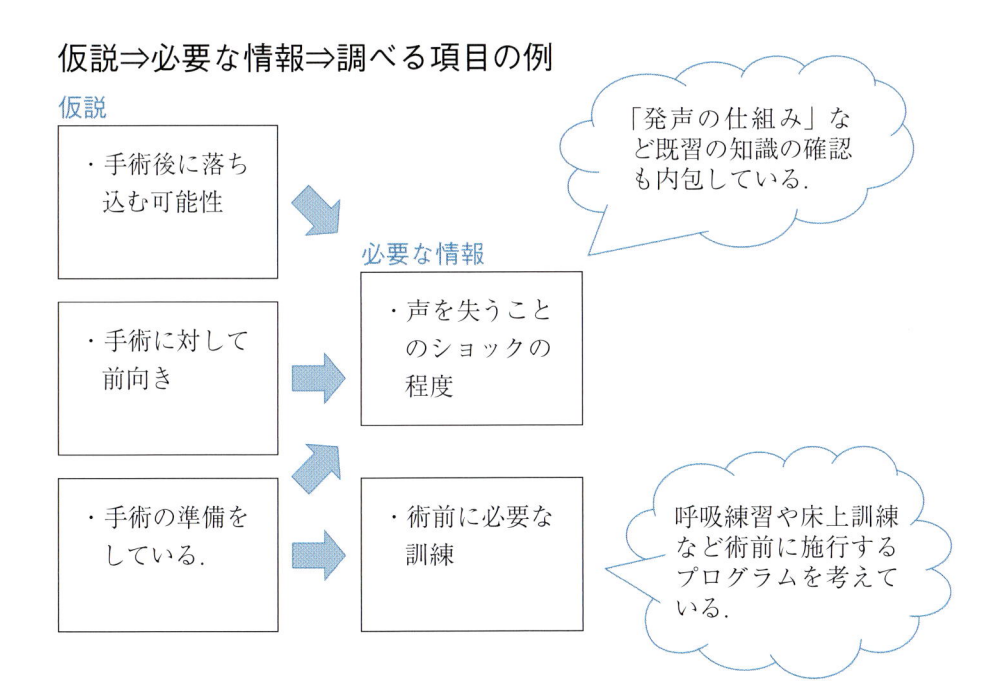

> 「発声の仕組み」など既習の知識の確認も内包している．

> 呼吸練習や床上訓練など術前に施行するプログラムを考えている．

＊必要な情報の項目にケアプランにつながる視点が加えられてきた．

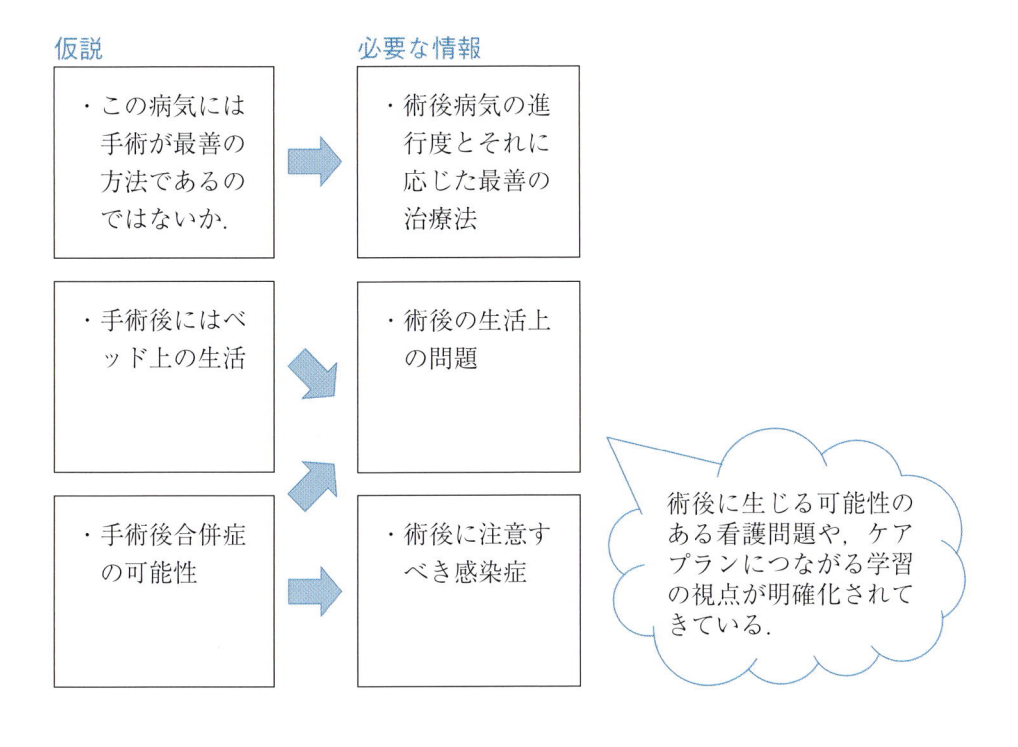

仮説
- この病気には手術が最善の方法であるのではないか．
- 手術後にはベッド上の生活
- 手術後合併症の可能性

必要な情報
- 術後病気の進行度とそれに応じた最善の治療法
- 術後の生活上の問題
- 術後に注意すべき感染症

> 術後に生じる可能性のある看護問題や，ケアプランにつながる学習の視点が明確化されてきている．

Part1 から Part3 の思考展開を通して,『調べる項目』の総括が調べる項目リスト (下記) で学習課題となる. この学習課題は, 教員から与えられたものではなく, グループ間の討議を通して学生主導によって主体的に導き出したものである.

調べる項目リスト

- 発声のしくみ
- 呼吸練習, 床上運動
- 術後に注意すべき合併症
- 術後病気の進行度とそれに応じた最善の治療法
- 術後に声を失うことに対する看護
- 考えられる手術部位, 術式

検 証

調べる項目リストを学習課題として自己学習を重ねた．グループで学習課題とした項目を分担して調べ，その学習結果をグループメンバー間で共有を図り，仮説としていた項目について検討を深めていく．

検証結果の発表

検証1．喫煙に関係した病気だろうか？

事実 ｛ 最近は1日40本以上のタバコを吸っていた．
1カ月前から声のかすれと咽喉の違和感と疲労が気になっていた．

↓

確認項目1．喫煙に関係する病気として考えられるものは？

- 悪性新生物（食道がん，咽頭がん，肺がんなど）
- 循環器疾患（虚血性心疾患など）
- 呼吸器疾患（肺気腫，慢性気管支炎など）

確認項目2．声のかすれと咽喉の違和感が生じる状況はなんだろう？

- 咽頭炎
- 喉頭炎
- 咽頭がん
- 喉頭がん
- 声帯ポリープ
- 声帯神経のまひ　　など

確認項目３．50歳代男性がかかりやすい疾患は？

> ・糖尿病
> ・脳血管障害
> ・虚血性心疾患
> ・悪性新生物　　など

検証１の結果．

　確認項目１～３の検証結果によって次のように結論づけを行った．
・喫煙が病気の発生に関連しているとは断定できないが，声のかすれと咽喉の違和感があること，50歳男性であることから考えて，喫煙が病気に影響している可能性は大きいと考えられる．

検証２．咽喉の違和感は腫瘍だろうか？

確認項目１．咽喉の違和感が症状として現れる病気は？

> ・甲状腺腫
> ・咽頭がん
> ・喉頭がん　　など

確認項目２．声を失う手術は？

> ・喉頭がんや下咽頭がんに対する喉頭全摘手術では，術後直接気管で呼吸をするために言語機能は失われる．
> ・喉頭全摘手術は進行がんに対して行われる．
> ・早期であれば放射線治療や部分切除術をするため，声を失うことはない．

検証２の結果．

　確認１，２からの検証結果によって次のように結論づけを行った．
・咽喉の違和感が腫瘍であるとは断定できないが，それが症状として現れる病気や術式を検討すると，この男性の事実と一致することが多い．

更なる考察

・検証 1 および 2 や仮説や調べた項目から，咽喉部の腫瘍で，かつ進行している可能性が高いと考える．
　＝グループから浮かび上がった結果考察

まずは進行した喉頭がんと考えた．

> ・喉頭がんの症状は，声のかすれと違和感
> ・発生頻度の男女比は 10：1
> ・喫煙やのどの使いすぎなどが危険因子となる．

この男性の事実には，喉頭がんの要因に一致する部分が多い．

ところが・・

> ・喉頭がんは症状が早期に現れることが多い．
> ・全摘手術が必要となるまで気づかなかったのか？
> 　・・疑問がのこる．
> ・野球部の顧問であり，毎日練習の日々で無理をしていたはず．
> ・さらに喫煙をしているため，のどの違和感は喫煙によるものであると思い込み発見が遅れた可能性がある．

検証 3．なぜ，全摘出術なのだろうか？

・男性は野球部の顧問（教師？）なので，声を失う治療法を積極的に選択するとは考えにくい．

ということは…，

・かなり進行したがんであるため，放射線療法や声帯の機能を温存する喉頭部分切除術の適用ができなかったと考えられる．

3 成人看護学演習の実際

検証1から3をまとめると…

- 以上のことから考えて，まだ断定はできないが，喉頭がんや下咽頭がんに対する手術によって声を失うのではないかという考えが有力である．
- 病気の断定はできないが，声を失ってしまうことはこの男性にとって大きな問題である．
- 術前は，呼吸練習と床上運動をはじめ，積極的に自分の病気と向き合っているように見える．

> わずかな情報を手がかりにしながら，情報の一つひとつを大切に分析を図って検証を行う．
> さらに，病名当てクイズに終わるのではなく，心理社会的側面に対しても視野を広げて検証を図る．

しかし術後は・・，

- 実際に声を失ってみて，男性がショックを受ける可能性も考えられる．
- 以上より，術前と術後の男性の心情の変化にも注意をする必要がある．

2 事例展開

　IBLを用いた導入で使った下咽頭がんの事例の初期看護計画立案について述べる．項目は関連図，情報の整理，看護問題ネーミング，看護プランである．

関連図　（次頁図3－1参照）

　関連図は情報の関係性をチャートで整理し，看護問題との関係が一目でわかるようにしたものである．手術を受ける事例の関連図は術前の患者のリスクを考慮し，それに手術を受けることによる生体侵襲の影響を加味し，その結果どのような術後合併症が生じるかを考える．図3－1に学生が思考した関連図を提示した．学生はIBLで用いた下咽頭がんで手術を受ける事例の仮説を検証しながら関連図で術後合併症を含む看護問題を抽出している．この事例の場合の術前の患者のリスクは呼吸障害（閉塞性障害），低栄養などがあり，これに下咽頭がんの術式による生体侵襲の影響として呼吸，循環に及ぼすリスクは大きく，看護問題もそこが中心となる．

情報の整理

　情報の整理はちらばっている情報から看護問題を抽出する根拠となるものである．情報はもれがないように理論枠組みに沿って整理する．理論枠組みは学生がグループで話し合って決める．決めた理論枠組みの項目はすべてアセスメントする．この情報の整理は関連図を言語化したものでもあるため，両者に齟齬（くいちがい）が生じていないことが重要である．

　急性期では必ず押さえなければならない呼吸，循環，代謝，感染などのフィジカルアセスメントはその臓器や器官の機能障害からアセスメントする．この下咽頭がんの事例ではゴードンの理論枠組みを使って情報を整理している．その中の活動，休息の項目に呼吸と循環が含まれるためこの項目を表3－1で提示した．呼吸のアセスメントは「換気」「ガス交換」「循環」の機能障害とい

図3-1 関連図

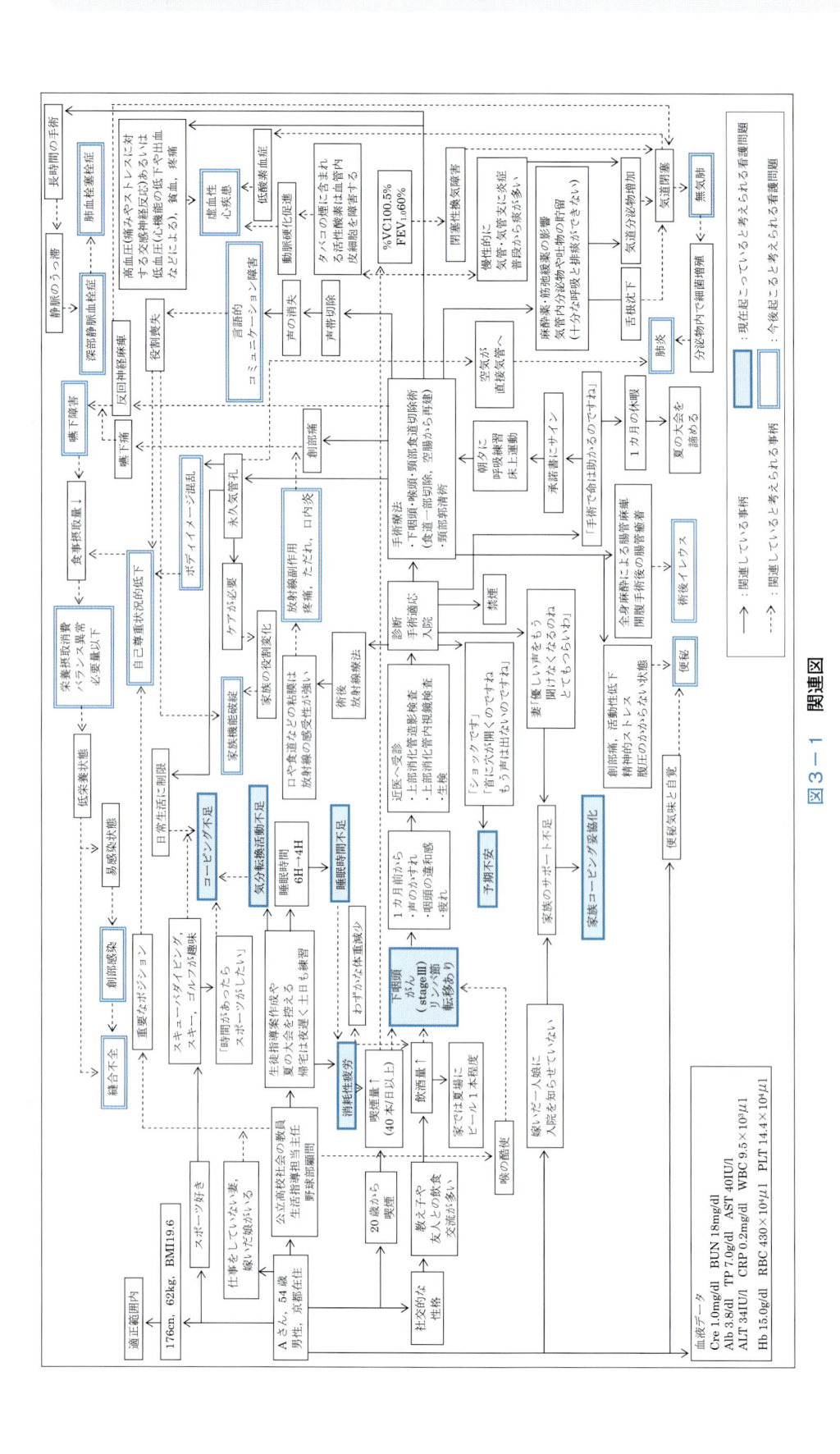

表3-1 情報の整理

	情報の整理	アセスメント	看護問題
Ⅳ 活動運動	S:20歳から吸い始めたタバコも本数が日ごとに増え、最近は1日40本以上吸っていた． 気がついたら吸っている感じと自覚 入院前に禁煙 O:%VC 100.5%，FEV$_{1.0}$60% S:1カ月前より声のかすれ、咽頭の違和感、疲れを感じやすくなり、上部消化管造影検査、上部消化管内視鏡検査、生検を受けた． 今朝から妻と鴨川辺りに3時間程散歩に出かけた． O:下咽頭がん T3(リンパ節転移あり)，下咽頭・喉頭・頸部食道切除術(食道一部切除)，頸部郭清術(ドレーン挿入)，術後放射線治療根治治療が目的 TP：7.0 g/dl	Aさんの場合、%肺活量は正常の範囲内であるものの、1秒率が60%と基準値を下回っていることから、軽度の閉塞性障害があり、また生活習慣としてタバコを吸う本数も日ごとに増え、最近は1日40本以上吸っていたことからも、気道のクリアランスの低下、気道の閉塞傾向が考えられる．下咽頭がんと診断され、手術適応となったことから、術式は咽頭喉頭全摘術および頸部郭清であると予測される．これらは仰臥位で5時間以上の時間を要し、背側になった肺区域からの分泌物が喀痰困難となる．また吸入麻酔による痰の増加もあるため、Aさんは無気肺を起こす危険性が高いといえる．しかし既に朝夕に、呼吸練習や床上運動に取り組んでいることから、リスクは徐々に軽減していることが期待される．→#B 術後3～5日の転換期にはサードスペースに貯留していた水分が体循環に戻り、急激な血圧の変動が予想される．喉頭全摘術では頸部も同時に郭清するため、軟部組織・脂肪組織にデッドスペースができる．デッドスペースに挿入されたドレーン内の排液を観察し、下咽頭縫合部からの出血に注意する必要がある．下咽頭がん切除のために頸部郭清術が行われ、軟部組織、脂肪組織の除去が行われると考えられる．また、喉頭摘出術による病変部位摘出が行われると考えられる．これらの手術によって切開した部位を縫合する必要がある．しかし、この手術部位は固定困難な部位であるので、術後、患者の頸部の動きや頸部創にかかる過緊張が、縫合部位の離開につながる可能性が考えられる．また、術前からAlb：3.8g/dl(正常値4.2～5.1 g/dl)と低栄養状態であり、術後さらに経管栄養によって低下すると考えられることから、創治癒遅延の危険性がある．さらに、唾液や分泌物の嚥下により創汚染が起こり、感染が起こるとさらに創治癒を遅らせる可能性がある．→#C,G 生体侵襲の影響により、血管内膜の障害、血流異常や血液凝固能の亢進、線溶能の低下が生じること、また、長時間の手術であることから深部静脈血腫が生じるリスクがある． →#C	#B.術後呼吸器合併症のリスク 無気肺，肺炎 #C.深部静脈血栓症のリスク #G.術後、縫合不全，創部感染のリスク

う視点でアセスメントする．事例の呼吸に関する情報は換気に関するデータが多く含まれている．換気に必要な気道の浄化や閉塞があるかどうかなどをアセスメントし，術後呼吸器合併症として「無気肺」「肺炎」などが看護問題として挙がっている．その結果，術前訓練がなぜ必要で何を実施したら良いのかがわかる．

　この事例の循環は下咽頭がんの術式でも合併症が起こりやすい縫合不全に着目している．術前の栄養状態が低栄養となっており，また，下咽頭の解剖的特徴は他の器官の筋が3層であるのに対し，2層であり，唾液の飲み込みなどによる感染・縫合不全は重要な術後合併症である．循環のアセスメントの視点は「心拍出力」「血管抵抗」「血液の粘度，量」「下腿の筋ポンプ力」である．深部静脈血栓症に関するアセスメントは術式に限らず行う．今回の事例でも，術式から長時間の手術時間と術後早期離床までを想定して，深部静脈血栓症を挙げている．これもアセスメントができれば術前訓練項目に挙げることができる．

看護問題ネーミング

　看護問題のネーミングは誰が見てもわかるものとするが，必ずキーワードとなる単語を含むようにする．今回の看護問題は14個挙げられている（表3-2）．それと各時期での目標とどの時期に起こりそうなのかも示している．たとえば，術後呼吸器合併症の無気肺については，術前の目標は「深呼吸が実行できる」「少しでも呼吸機能が改善できる」となっており，術後の目標は「無気肺が起こらない」となる．

看護プラン

　看護プランは，術前，術後の目標を立て，プランも術前と術後で立案し，観察項目，ケア項目，教育・指導項目に分けて考える．
　事例の呼吸に関する看護問題である「無気肺」については，術前の目標が「深呼吸が実行できる」「少しでも呼吸機能が改善できる」としているので，実際の看護ケアは深呼吸，排痰練習となる．また，深呼吸を練習することで呼吸機能が改善することも目的とする．術後の目標は「無気肺が起こらない」となっており，看護

表3-2 看護問題

	看護問題リスト	期待される結果	術前日	手術日	術後日	7/27	7/30	8/2	8/5	8/8	8/11	8/14	8/17	8/20
#B	術後呼吸器合併症 無気肺・肺炎	術前：深呼吸ができる． 少しでも呼吸機能が改善する． 術後：無気肺，肺炎を起こさない．	ケア 術前訓練		→									
#C	深部静脈血栓症	術前：早期から下肢運動の必要性を理解し，実行できる． 術後：深部静脈血腫症を起こさない．	←					→						
#D	術後消化器合併症 便秘・イレウス	術前：消化管の洗浄ができる． 術後：消化器合併症の予防	←		（腸蠕動運動開始）			→						
#E	嚥下障害リスク状態	嚥下障害の程度が減少する．経口的食事摂取量が増加する			嚥下訓練，段階的経口摂取開始 ─── 経管栄養法 経静脈栄養法 ── →					→			
#F	栄養摂取消費バランス異常： 必要量低下リスク状態	代謝上必要な栄養量を十分に摂取できる	指導 栄養管理					→						
#G	術後縫合不全，創部感染	易感染状態を引き起こさない	指導 栄養管理											→
#J	気分転換活動不足	元気回復のための活動または余暇活動による刺激の増加	気分転換活動の増加											→
#K	コーピング不足	ストレス因子に対して十分なコーピングが行える	コーピング法の発見											→
#M	予期不安	不安に対処できる	説明・指導 精神的ケア											→
#N	ボディイメージ混乱リスク状態	自分の身体的現状を受け入れる	説明・指導 精神的ケア											→
#O	言語的コミュニケーションリスク状態	言語的コミュニケーション障害状態を脱する	説明・指導 →		食道発声法練習 ───				→					
#P	自己尊重状況的低下リスク状態	現在の状況を受け入れ，自己価値を肯定的に認める	説明・指導 精神的ケア											→
#Q	家族コーピング妥協化	家族から患者への支援が十分になされる	説明・指導 精神的ケア											→
#R	家族機能破綻リスク状態	家族関係の変化を軽減する または変化を受け入れる	説明・指導 精神的ケア											→

表3-3 看護プラン

	看護問題	期待される結果／評価日	観察	看護ケア	教育・指導
#B	術後呼吸器合併症 ・無気肺 ・肺炎	術前：深呼吸ができる 　　　少しでも呼吸機能が改善する（術前1日） 術後：呼吸器合併症の予防（術後5日目）	①呼吸の状態（数・リズム・深さ・音・SpO₂・型・補助呼吸筋の活用状況・胸部の形態と動き・体位など） ②胸部不快感の有無 ③痰の性状・量 ④咳嗽反射の状態 ⑤肺活量の変化	①術前訓練 　腹式呼吸・深呼吸・コーチによる呼吸訓練・排痰練習 ②体位の工夫 ③気道分泌物の除去	①早期離床・呼吸訓練・排痰の方法、必要性の説明 ②創部痛があれば、我慢しないように伝える ③観察項目のうち主観的情報項目を報告できるよう指導 ④家族への指導、ケアの必要性を説明、協力してもらう
#C	術後循環器合併症 ・虚血性心疾患 ・深部静脈血栓症 ・肺血栓塞栓症	術前：早期から下肢運動の必要性を理解し、実行できる（術前） 術後：循環器合併症の予防（術後3日目）	①バイタルサイン ②尿量 ③酸素飽和度 ④中心静脈圧 ⑤皮膚状態（色・浮腫） ⑥肺動脈圧 ⑦痰の性状・量	①安静臥床中の予防 ・弾性ストッキング着用 ・間欠的空気圧迫装置の使用 ・ADLが上がって歩行可能となるまで継続使用 ・パルスオキシメータの使用 ・早期離床に向けたリハビリテーション ・水分補給 ・積極的な下肢の体操 ②早期離床	深部静脈血栓症の予防の重要性を説明し、術前からの予防を心がけてもらう
#G	術後縫合不全，創部感染	術前：消化管の洗浄ができる（術前） 　　　易感染状態を引き起こさない（術後10日目）	①バイタルサイン ②創部皮膚状態（色・浮腫） ③滲出液の性状・量	①創部の安静（頸部をねじらない） ②体位の工夫 ③口腔ケア	縫合不全の防止のための処置やケアの必要性について十分な説明

ケアは術前に練習した深呼吸，排痰を励行することである．観察項目は呼吸数や呼吸状態のみならず，聴診器での肺音，肺雑音の聴取などを挙げておく．検査データとしての動脈血ガスや，酸素飽和度も挙げる．観察項目は常に客観的データを併記し，主観的データのみにならないようにする．

教育・指導項目は「理解する」を目標にする必要もあるが，重要なのは「正しく実行できる」ことを目標にする．

3 事例を用いた技術演習

初期看護計画を立案した後，術前，術後の周手術期の時系列に沿ってロールプレイを行う．術前のロールプレイは，入院当日に行う「初診アナムネーゼ」と「術前訓練」を行う．術後のロールプレイは，「術後の観察とケア」「スキンケア」を行う．ロールプレイを実施する前に学生自らが内容を十分に検討した後に行う．

初診アナムネーゼ

①日時，場所の設定

患者が入院した当日に情報収集をすることを想定して，情報収集するための面接時間，場所を設定することから始める．時間を設定するのは，医療側の都合ではなく，患者の状態に合わせて時間を設定する必要性を学ぶ．この事例の場合は下咽頭がんの患者で，入院してからお昼の食事をする前にするのか後にするのかを患者の状態をアセスメントした後で決める．場所もプライバシーが保てることを念頭に決める．

②ロールプレイの実際

下咽頭がんの事例に不足している情報をグループで抽出し，代表の学生が看護師役となって，入院した部屋から面談室（個室）に誘導して，ロールプレイが始まる．患者役はあらかじめ，IBL終了後に学生に配布してある事例の情報以外をもっており，看護師役の質問に答えるが，ただ受け身だけでなく，逆に質問をする．学生は質問を準備をしているとき，患者はただ質問に答え

ものとして準備をしており，患者からも質問があるということを忘れがちである．したがって，逆に質問があることに驚き，当初想定していたようにことは進まないことを学ぶ．この事態に対応することが本当のロールプレイとなり，見学している学生一人ひとりが自分のことのように感じることができる．このロールプレイは約20分行い，その後これを見学している学生一人ひとりに「なぜ良かったのか，悪かったのか」をコメントしてもらい，どう対応すれば良かったのか，何が問題なのかをディスカッションする．このロールプレイを通して，コミュニケーション，倫理面などについてより学びは深くなる（写真3-1）．

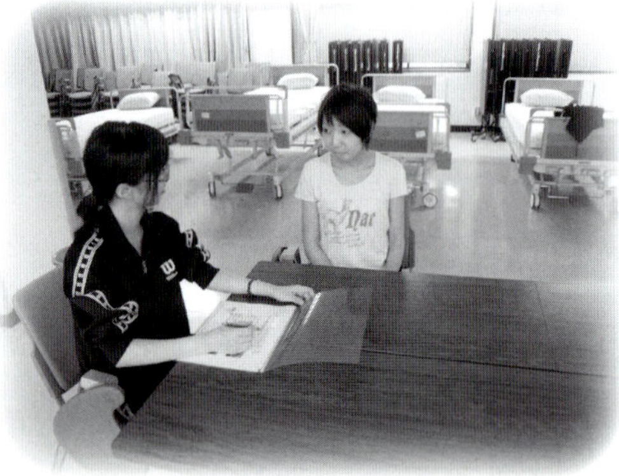

写真3-1

術前訓練

術前訓練は深呼吸とスクイージング，下肢の運動が主な内容で全員が患者役と看護師役の両方をロールプレイで体験する．

①術前訓練項目の抽出

事例の看護計画より，術前訓練に必要な項目を抽出し，ロールプレイの内容をグループで考える．事例によっては共通項目以外の項目も計画に挙げられる．たとえば下咽頭がんの事例ではコミュニケーション方法の術前練習も含まれた．

②スクイージング

スクイージングは呼吸理学療法の一つであり，ロールプレイとは別に行っている．講義では呼吸の基本的な原理から低酸素症などの症状などのいわゆる救急場面で必要な「呼吸」の基本を学ぶ．その後，グループに分かれて実際に練習する（写真3-2）．

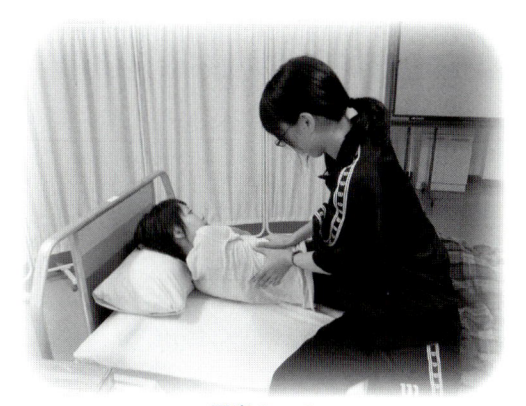

写真3-2

③ロールプレイの実際

　準備ができたら最初の看護師役がデモンストレーションを行う．ロールプレイは患者役に術前訓練をすることの了解を得ることから始める．必要物品をもって患者のベッドサイドに行き，深呼吸や下肢の運動を指導する．最初に行うのは患者の状態を把握するためのバイタルサインからであるが，これはよく忘れられる．また，深呼吸の指導をするときもいきなり深呼吸のやり方を説明することがほとんどで，聴診器を有効に使うことを忘れがちである．下肢の運動でも，ただ，言葉だけで指導することに終始し，下腿の筋肉を触るなどのアセスメントにつながる技術を使用することはできていない．患者の反応を確認することの重要性を理解する必要がある．

　デモンストレーション後，同じグループ内で気がついたこと，意見などのコメントを述べさせる．頭でシミュレーションしていても実際にロールプレイで行うと，患者の反応を見ながら行わな

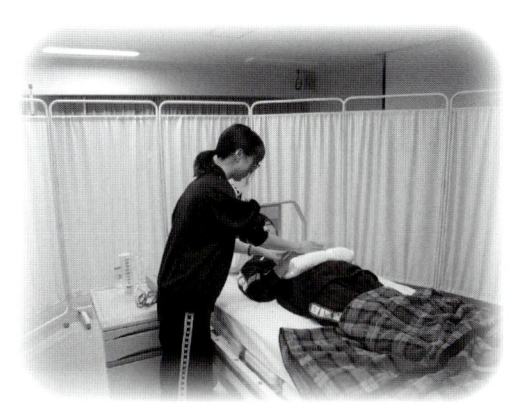

写真3-3

ければならないことや目標を達成できているかアセスメントが必要なことに気がつく．また，患者役の学生が「不快に思うこと」「苦痛なこと」など患者の立場からの気づきを発表してもらうことで，相手を配慮することを学ぶ．

この後，呼吸や下肢の運動の術前訓練で最低限行って欲しいことを項目にしたものを配布し，お互いにできているか，また注意するところがないかを確認しながら学生同士で患者役と看護師を交互に行う（写真3－3）．

スキンケア・ガウンテクニック

この2つの項目はいずれも，「清潔・不潔が理解できる」ことが目標になる．スキンケアは，創傷処理のロールプレイを行う．これはただ単に創傷のガーゼ交換だけでなく，「皮膚の機能，働き」を基本に，「創傷の治癒促進のための方法とは」を念頭にさまざまな創傷ケアやドレーンを想定して行う．ガウンテクニックは臨地実習に近い時期で行われるほうが望ましいと考え，実習時に行っている．ガウンテクニックは，高い運動認知能力が要求されるロールプレイである．またこのロールプレイで視野や左右の動きの違いなどから学生の注意力や観察力なども把握できる（写真3－4, 5, 6）．

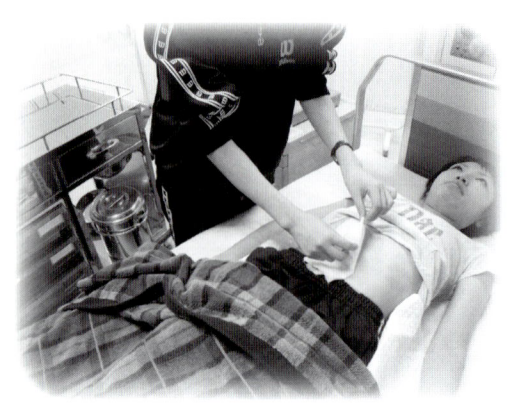

写真3－4

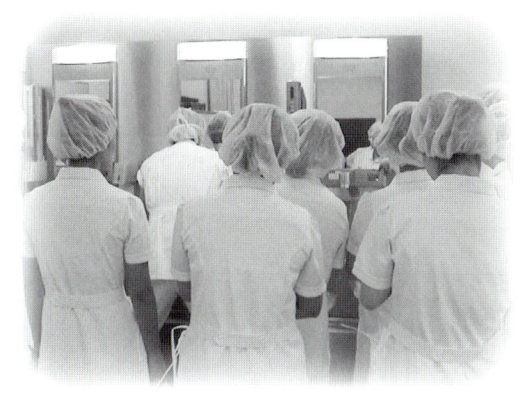

写真3-5

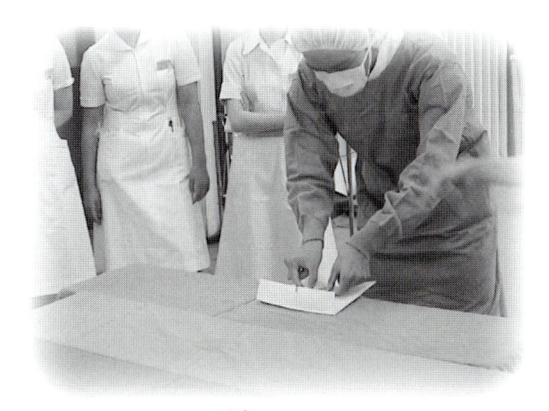

写真3-6

術直後の観察とケア

　術直後の観察は患者の手術が終わって帰室後1時間を想定して行うロールプレイである．全身麻酔を受けた患者の帰室後1時間の状態は，意識は半覚醒，呼吸は浅表性で四肢はやや冷感があるとする．術前に立てた看護計画から術後合併症のリスクを考えて観察項目シートを作成しているが，それに術中の情報を加えて術後の帰室時の患者の状態をイメージする．事例ごとに帰室時の患者の付属物は異なっており，それを模擬患者につけてロールプレイを開始する．

　模擬患者は学生が交代で行い，術直後の観察をしながら必要に応じてケアをしなければならない．手術から帰ってきたばかりの患者は半覚醒としているので患者の発話によって得られる情報は乏しく，看護師は，観察で得たデータ一つ一つを吟味することで，

患者の現在の身体的状態と，今後の状態をアセスメントすることの重要性を学ぶ．また，手術後は酸素マスク，輸液ライン，ドレーン液が身体についている状態がいかにストレスフルなことで体を動かすこともままならないことか理解できる（**写真3-7**）．

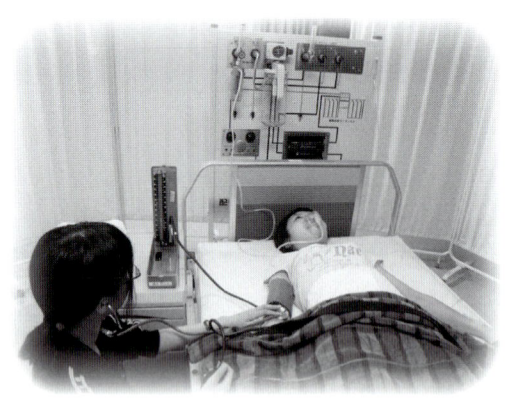

写真3-7

4 知識共有のための発表

　演習の最後に各グループの看護計画とその看護問題をどのようにして導いたかを中心とした発表を行う．演習の最初にルーブリック評価表を渡し，それに沿ってグループワークを行っているので，発表もその内容に順ずる．その後，学生はグループごとで評価を行い，教員も評価をする（**写真3-8**）．

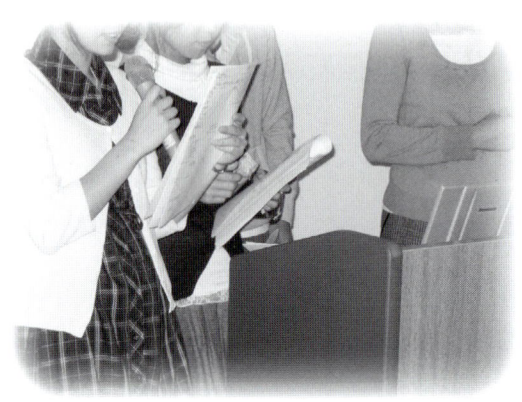

写真3-8

表3-4　演習項目：術前訓練

項目	実施確認項目
患者準備	①患者に術前訓練について説明したか
	②患者が術前訓練をできる状態かどうかアセスメントしたか
	③必要物品を準備できたか
	④物品の点検ができたか
呼吸状態を知る	①バイタルサインのチェック
	②呼吸音を聴取する 　聴診の仕方 　異常呼吸の見分け方
深呼吸の指導	①深呼吸の必要性をわかりやすく説明できたか
	②深呼吸ができているか聴診器で確認できたか
努力呼吸法	①どのような患者にはさらに器具を使う必要があるか説明できたか（器具を使う効用）
	②器具を正しく使用できたか
	③練習の目安となる使用方法や回数の説明ができたか
排痰練習	①なぜ排痰練習が必要かわかりやすく説明できたか
	②どうなると痛みが増強するか説明できたか
	③事前にネブライザー，含嗽（うがい），体位ドレナージにより分泌物の粘稠度を下げることができたか
	④安楽な体位をとることができたか（腹筋の緊張をゆるめるなど）
	⑤創部やドレーン挿入部位，体動範囲を説明できたか
	⑥患者自身が両手や枕を使用して，創部をしっかりと固定できたか
	⑦深呼吸を数回後，最後の吸気の後，息を止め，創部を患者とともに押さえ，咳嗽ができたか
	⑧痰が出せたか聴診で確認したか
	⑨喀出された痰の性状，量を確認し，口腔内を清潔にしたか
	⑩患者の努力をねぎらったか
早期離床	①足背，下腿の運動をする必要性が説明できたか
	②早期離床の必要性を説明できたか
	③術式に応じて，術後からの離床の練習ができたか

表3-5　演習項目：術直後の観察

項目	実施確認項目
バイタルサイン・酸素	①患者に声かけをし，意識状態を確認したか
	②血圧，脈拍，呼吸，体温を正しく測定し，情報（呼吸音，呼吸運動，チアノーゼ，四肢冷感など）を入手できたか
	③気道閉塞がなく，酸素が正しく投与されているか確認できたか
	④情報によりどのような看護介入が必要かを考えることができたか
	⑤患者の表情，言動に注意していたか
	⑥患者に苦痛を与えずにできたか
輸液観察	①指示通りの輸液であることを確認したか
	②指示通りの滴下速度であるかを確認したか
	③穿刺部に異常がなく，固定がされているかを確認できたか
	④輸液ラインが絡まっていないかを確認できたか
	⑤体動を制限していないかを確認できたか
排液観察	①どこにどのような目的でドレーンが入っているかを確認できたか
	②刺入部に異常がないかを確認できたか
	③ドレーンの排液量，性状を観察できたか
	④③の観察の結果が正常か異常かをアセスメントできたか
	⑤ドレーンの流出に問題がないかを確認できたか（閉塞していないか，高さはどうか）
	⑥ドレーンの固定はしっかりされているか，絡まっていないか
	⑦部位に応じて取り扱いができたか
	⑧IN-OUTのアセスメントができたか
創部観察	①患者に応じた創部の観察ができたか（疼痛の有無，発赤，腫脹，滲出液など）
	②創部に応じて循環，神経への影響を確認できたか（しびれ，疼痛，四肢冷感，脈触知，色など）
	③情報をアセスメントできたか
腹部観察	①腸音を聴診器で確認したか
	②腹部が緊満していないか触知，視診で確認したか
	③腹満や嘔気を感じていないか
疼痛観察	①疼痛の訴えに応じた観察ができたか
	②疼痛に対してアセスメントし，それに応じた介入ができたか
早期離床を促す	①深部静脈血栓症の症状の確認ができたか（皮膚の色調，鈍痛，下肢の不快感など）
	②術前に練習した下腿の運動などを促したか
	③体位変換をライントラブルを起こすことなく行えたか
環境整備	①環境を整えられたか（室温，空気の流れ，ニオイ，音など）
	②患者の安全が守られているか
	③記録（客観的に他者に伝えること）ができたか
	④ベッドサイドでケアができやすいように整理することができたか

chapter 4

IBL 事例

事例 1　脳動脈瘤
事例 2　心　臓
事例 3　肺がん
事例 4　肝　臓
事例 5　膵　臓
事例 6　直腸がん
事例 7　前立腺
事例 8　子宮頸がん
事例 9　下咽頭がん
事例 10　股関節

4 IBL 事例

事例 1 脳動脈瘤

KEY WORDS

- 脳の解剖学的役割
- 脳動脈瘤
- クリッピング手術
- 薬物療法
- ストレスとコーピング

この事例の重要な考え方，知識，技術

- 脳の解剖学的役割
- 脳動脈瘤
- クリッピング手術
- 薬物療法
- ストレスとコーピング
- 自己管理
- 家族機能
- 社会的役割

学生用　事例1　脳動脈瘤

Part 1
Aさんは46歳女性．今日も長女は学校帰りに病室に立ち寄っています．
トイレ移動に付き添っていた長女は「お母さん重いなあ」「車イスが動かない」と言っていました．

Part 2
1週間前，中学2年生の長男と二人でテレビ観戦中，急に声援のかけ声が途切れ，虎模様のメガホンを落とすことがありました．
その後，夕食準備で台所に立ち，「ちょっと右腕に力が入らへんな」「リンゴの皮が剥きにくいなあ．なんか手元が二重に見える」とつぶやいていました．

Part 3
「ほんまに大丈夫やろうか．手術したら後遺症で人格変わるかもしれん」「手術で手足が動かなくなることってあるの？」と何度も聞いていました．
夜間には20回以上のナースコールをし，訪室した看護師に「頭がちょっと痛いんだけど大丈夫？」と繰り返していました．

【外来情報】
　Aさんは46歳女性．1週間前，中学2年生の長男と二人で，いつものように虎模様のメガホンを手にもってテレビ観戦をしていて途中に急に声援のかけ声が途切れ手にもっていたメガホンを落とすことがありました．母親の異変に驚いて「『お母さん，お母さん・・・大丈夫』と声をかけてもボーッとしている」と，長男が会社からまだ帰宅していない父親（50歳）に連絡を取っている間に意識は回復しました．夕食準備のときに，ちょっと右腕に力が入らない，リンゴの皮が剥きにくい，手元が二重に見えると自覚するもそのまま放置．しかし，翌朝も「やっぱり右手に力が入らない．」「物が二重に見える」と夫に語り，朝から近医を受診しました．ＣＴの結果，右の中大脳動脈瘤（7 mm）を指摘され，開頭による手術が必要であると説明を受けました．

【呼吸機能検査データ】%VC102.5%，$FEV_{1.0}$ 74.8%
【感染症】なし
【内服】アダラート，ブロプレス
【身長】148 cm　　【体重】66 kg（BMI 30.1）
【血液データ】
Cre 1.0 mg/dl，BUN 18 mg/dl，Alb 4.2 g/dl，TP 8.9 g/dl，
AST 40 IU/l，ALT 34 IU/l，総コレステロール 260 mg/dl，
中性脂肪 210 mg/dl，CRP 0.2 mg/dl，WBC $9.5×10^3$ /μl，
Hb 15.0 g/dl，RBC $480×10^4$ /μl，PLT $12.4×10^4$ /μl，
GLU 110 mg/dl（空腹時），γ-GTP 90 IU/l

事例の概要

　Aさんは46歳女性．阪神タイガースのファンで，阪神の試合は欠かさずテレビで観戦をしています．

　1週間前，中学2年生の長男と二人で，いつものように虎模様のメガホンを手にもってテレビ観戦をしていましたが，途中に急に声援のかけ声が途切れ，手にもっていたメガホンを落とすことがありました．

　母親の異変に驚いた長男が「『お母さん，お母さん・・・大丈夫』と声をかけてもボーッとしている」と，会社からまだ帰宅していない父親（50歳）に連絡を取っている間に意識は回復しました．その後2時間ほど経過したところに，学習塾に行っていた長女（高校3年生）が帰ってきました．夕食準備のため台所に立ち「ちょっと右腕に力が入らへんな」「リンゴの皮が剥きにくいなあ．なんか手元が二重に見える」とつぶやきながらも「もう大丈夫や．ちょっと興奮しただけやわ」と語っていました．しかし，翌朝も「やっぱり右手に力が入らない」「物が二重に見える」と夫に語り，朝から近医を受診しました．CTの結果，右の中大脳動脈瘤（7 mm）を指摘され，開頭による手術が必要であると説明を受けました．

　その夜，夫と晩酌をしながら受診結果を報告し「ほんまに大丈夫やろうか．手術したら後遺症で人格変わるかもしれん」とビールを飲みながら泣き崩れていました．

　一昨日，クリッピング手術目的で入院しました．現在，身長148 cm，体重66 kgです．Aさんは2年前より高血圧（収縮期血圧150〜160 mmHg）を指摘されており，アダラート，ブロプレス内服にて収縮期血圧130〜140 mmHgを保っています．昨日，医師より，開頭手術に伴う合併症の説明を受け，その後訪室した看護師には「頭を開けて大丈夫なの？」「手術で手足が動かなくなることってあるの？」と何度も聞いていました．さらに夜間には寝られず20回以上のナースコールをし，訪室した看護師に「この薬を今飲んでいいの？」「頭がちょっと痛いんだけど大丈夫？」などの訴えを示していました．

　入院後は毎日のように，会社員の夫，高校3年生の長女と，中学2年生の長男が交代で病院に訪れています．今日は，長女が学

校の帰りに訪れ，車イスでのトイレ移動に付き添っています．「お母さん重いなあ」「車イスが動かない」「手術のあと痩せないとね」と言っていました．長女には「心配かけてゴメンね．‥‥入試，頑張ってね」と涙を流しながら言葉をかけていました．

【呼吸機能検査データ】%VC102.5％，FEV$_{1.0}$ 74.8％
【感染症】なし
【内服】アダラート，ブロプレス
【身長】148 cm　　　【体重】66 kg（BMI 30.1）
【血液データ】
Cre 1.0 mg/dl，BUN 18 mg/dl，Alb 4.2 g/dl，TP 8.9 g/dl，AST 40 IU/l，ALT 34 IU/l，総コレステロール 260 mg/dl，中性脂肪 210 mg/dl，CRP 0.2 mg/dl，WBC 9.5×10^3 μl，Hb 15.0 g/dl，RBC 480×10^4 μl，PLT 12.4×10^4 μl，GLU 110 mg/dl（空腹時），γ-GTP 90 IU/l

事例 2　心　臓

KEY WORDS

- 狭心症
- 冠状動脈バイパス術
- ストレスとコーピング
- 薬物療法
- PTCA*

PTCA
経皮的冠動脈形成術（percutaneous transluminal coronary angioplasty）
アテロームなどで狭窄した心臓の冠状動脈を拡張し，血流の改善をはかる治療法．

この事例の重要な考え方，知識，技術

- 労作性狭心症
- 冠状動脈バイパス術
- ストレスとコーピング
- 薬物療法
- PTCA
- 生活習慣
- 家族機能
- 心臓リハビリテーション

学生用　事例2　心　臓

Part 1
Aさんは58歳女性．今朝，看護師が退室しようとすると「麻酔から醒めずにそのまま，川わたってしまうことおへんか？」と話されました．
入院後，入れ替わり立ち替わり訪れるお弟子さんたちに「会場準備は任せましたよ．しっかりやってくださいね」と語っていました．

Part 2
35歳のときに夫が病死し，現在は長男家族（嫁30歳，孫2歳）と同居しています．40歳頃からは10カ所で華道教室を運営しています．
「最近は，足のむくみもなかなかとれんで，ちょっと歩いても息切れしてましたんや」と話していました．

Part 3
「胸が急に痛うなって，息苦しゅうなって，冷や汗が出てきて，しゃがみこんでしもうて．救急車で病院に運ばれて検査を受けて，手術（PTCA術）を受けましたんへ」と2カ月前の出来事を同室者に語っていました．

【外来情報】

　Aさんは58歳の女性，京都在住．

　3年前，お寺の階段を昇っているときに胸が苦しくなり，お寺の庫裏で休憩をして症状が消失．2カ月前には，駅の階段で，胸の痛みを訴えて，しゃがみ込み，駅員の通報によって救急車で病院に搬送されました．救急車で病院に運ばれて検査を受けて，冠状動脈という血管の一部がつまりかかっているということで，手術（PTCA術）を受けました．

　AさんはPTCA術後は薬物療法（ワーファリン）と食事に気をつけていました．3日前，展覧会会場のビルの階段昇降時に胸が苦しくなることがあり，血管造影検査を受けたところ，冠状動脈の3枝が90％閉塞していることがわかり，手術の適応ということでそのまま入院となりました．

【呼吸機能検査データ】%VC98.5%，$FEV_{1.0}$ 64%
【感染症】なし
【内服】ワーファリン，バイアスピリン，リピトール，ニトロール，ノルバスク
【身長】158 cm　　【体重】65.4 kg（BMI 26.2↑）
【血液データ】
AST 42 IU/l，ALT 34 IU/l，Cre 1.2 mg/dl，Ccr 60 CRP 0.2 mg/dl，WBC $8.5×10^3 \mu l$，総コレステロール 180 mg/dl，Hb 12.6 g/dl，Ht 37%，TP 9.5 g，RBC $430×10^4 \mu l$，PLT $12.4×10^4 \mu l$，PT（INR）1.8，GLU 184 mg/dl（空腹時）HbA1C 6.0

4 IBL事例

事例の概要

　Aさんは58歳の京都在住の女性です．Aさんが35歳のときに夫が病死し，子ども2人（現在，長男28歳，長女24歳）を1人で育ててきました．現在は長男家族（嫁30歳，孫2歳）と同居しています．

　3年前の彼岸の日，菩提寺に墓参したとき，お寺の階段を昇っているときに胸が苦しくなり，お寺の庫裏で休憩をして症状が消失したことがありました．

　2カ月前には，駅の階段で，胸の痛みを訴えて，しゃがみ込み，駅員の通報によって救急車で病院に搬送されたことがありました．そのときのことを同室の患者さんに，「胸が急に痛うなって，息苦しゅうなって，冷や汗が出てきて，しゃがみこんでしもうて．救急車で病院に運ばれて検査を受けて，冠状動脈っていう血管の一部がつまりかかっているということで，手術（PTCA術）を受けましたんへ」と語っています．

　Aさんは20歳代からお華の先生をしていますが，40歳頃からは10カ所で華道教室を運営し，教室のかけもちで忙しい毎日を過ごしています．

　先月から，来月開催予定の華の展覧会の準備で忙しくなっていました．

　PTCA術後は薬物療法（ワーファリン）と食事に気をつけ，30歳半ばから吸っていたタバコも止めていましたが，先週から5〜6本程度の喫煙を始め，食事摂取時間は不規則で睡眠時間は3〜4時間程度となっていました．息子たちから「母さん，大丈夫？顔色悪いけど」と言われていましたが，「40歳頃からはずっと睡眠時間は3〜4時間の日々が多いのよ」と語っていました．

　3日前，展覧会会場のビルの階段昇降時に胸が苦しくなることがあり，血管造影検査を受けたところ，冠状動脈の3枝が90％閉塞していることがわかり，手術の適応ということでそのまま入院となりました．「最近は，足のむくみもなかなかとれんで，ちょっと歩いても息切れしてましたんや」「15年程前に市民健診で，血糖値と血圧が少し高いから無理しないようにしてくださいって，言われたことがありましたけど，忙しくてゆっくり病院に行く時間がおへんかった」とプライマリー看護師に話していました．

入院後，入れ替わり立ち替わり訪れるお弟子さんたちには「大事なときに入院なんて困りましたけど，取りあえず，展覧会までには治すように頑張らんとねぇ」「会場準備は任せましたよ．しっかりやってくださいね」と語っていました．

昨日，医師から，手術の方法とリスクなどについて説明が行われました．

「動脈硬化があり，呼吸機能も閉塞性障害の境界であり，約6時間の大手術となる」と告げられました．

今朝，受けもち看護師が検温のために訪室すると，「手術に向けて，このパンフレットに書いてあることをしておくとよろしおすなぁ」と語りながら，呼吸機能練習や血栓予防のための床上練習などを行っていました．しかし，看護師が退室しようとすると「麻酔から醒めずにそのまま，川わたってしまうことおへんか？」と話されました．

【呼吸機能検査データ】%VC98.5%，FEV$_{1.0}$ 64%
【感染症】なし
【内服】ワーファリン，バイアスピリン，リピトール，ニトロール，ノルバスク
【身長】158 cm 　　　【体重】65.4 kg（BMI 26.2↑）
【血液データ】
AST 42 IU/l，ALT 34 IU/l，Cre 1.2 mg/dl，Ccr 60 CRP 0.2 mg/dl，WBC 8.5×10^3 μl，総コレステロール 180 mg/dl，Hb 12.6 g/dl，Ht 37%，TP 9.5 g，RBC 430×10^4 μl，PLT 12.4×10^4 μl，PT（INR）1.8，GLU 184 mg/dl（空腹時）HbA1C 6.0

事例 3　肺がん

KEY WORDS

- 呼吸器の解剖生理
- 肺がん
- ストレスコーピング
- 手術療法

この事例の重要な考え方，知識，技術

- 呼吸器の解剖生理
- 肺がん
- ストレスコーピング
- 手術療法
- 放射線療法
- 化学療法
- 生活習慣
- リハビリテーション

学生用　事例3　肺がん

Part 1
Aさんは65歳の男性です．医師から説明を受けた後，治療法などについてインターネット検索を始めていました．
「5年前から減らしてたんだけどな．手遅れでしたね」と訪室した看護師に語っていました．

Part 2
3週間ぶりに立ち寄った居酒屋で「お久しぶりです．ちょっとやせはりましたか」と声をかけられ，「なかなか，風邪が治らないんや．咳が続いているんや」と返答しました．

Part 3
「お父さん，タバコは止めたほうがいいよ．咳が続いているなら受診をしたら」と長女（30歳）から促されていました．
胸部レントゲン検査，喀痰細胞診，胸部CT，気管支鏡検査を受け，一昨日から手術目的にて入院となっています．

【外来情報】
　Aさんは65歳の男性．京都府下在住．退職後「身体の総点検」と称して受けた人間ドックで，非インスリン依存型糖尿病と高血圧を指摘されました．現在，服薬加療中です．先々月から風邪症状が続いていて，咳が続いているなら受診をしたらと促され，呼吸器外来を受診しました．胸部レントゲン検査にて，肺の陰影を指摘され，さらに，喀痰細胞診，胸部CT，気管支鏡検査を受け，その結果，肺がんと診断されました．一昨日から手術目的にて入院となっています．

【呼吸機能検査データ】%VC 80%，$FEV_{1.0}$ 61.63%
【感染症】なし
【習慣】喫煙：30本/日，飲酒：焼酎2合/日
【内服】アクトス，アマリール，プレミネント，ノルバスク
【身長】160.0 cm　　　　【体重】71.2 kg
【血液データ】
AST 22 IU/l，ALT 21 IU/l，ALB 3.8 g/dl，TP 6.9 g/dl，Cre 0.6 mg/dl，BUN 15 mg/dl，Glu 166 mg/dl（空腹時），Hb_{A1c} 5.9%，WBC $6.7×10^3 \mu l$，Hb 14.4 g/dl，RBC $4.53×10^6 \mu l$，PLT $23.8×10^4 \mu l$　　γ-GTP 42IU/l

事例の概要

　Aさんは65歳の男性です．京都府下で妻と二人暮らしです．60歳で新聞社を退職し，現在は地元のタウン雑誌の編集をしています．「良い情報は外から入ってくる」を口癖にし，20〜40歳代は2〜3年おきに転勤を繰り返し，帰宅時間が不規則で食事はほとんど外食の生活を続けていました．「お気に入りの店で飲む酒は最高！」と，本社ビルの地下にある居酒屋を行きつけの店としていました．

　退職にあたって，妻から「今まで不規則な生活をされていましたけど，身体の総点検をして規則正しい生活にしてくださいね」と言われていました．「身体の総点検」と称して受けた人間ドックで，非インスリン依存型糖尿病と高血圧を指摘されました．現在，服薬加療中です．

　高血圧を指摘されてからすぐに血圧計を購入し，「定年退職後は自宅の最寄り駅前にある居酒屋○○がお気に入りで，週に1〜2回は足を運んでるけど，辛いものは避けるようにしてる．晩酌も1日2合までに減らしてる」と語っていました．

　先々月から風邪症状が続いていました．3週間ぶりに立ち寄った居酒屋で「お久しぶりです．ちょっと痩せはりましたか」と声をかけられ，「なかなか，風邪が治らないんや．咳が続いているんや」と返答していました．先週，孫（1歳）とともに帰省した長女（30歳）から，「お父さん，タバコは止めたほうがいいよ．咳が続いているなら受診をしたら」と促され，呼吸器外来を受診しました．胸部レントゲン検査にて，肺の陰影を指摘され，さらに，喀痰細胞診，胸部CT，気管支鏡検査を受け，その結果，肺がんと診断されました．一昨日から手術目的にて入院となっています．

　昨日，医師から，手術の方法やリスク，合併症について説明が行われました．術前の検査の結果や既往歴から合併症のリスクが高いことなどが説明され，「長年吸っていたタバコの影響なんですね」「今後はどんな治療が必要になりますか」「治療の効果はどの程度ですか」と質問を重ね，病室に戻るとすぐに，肺がんの治療法などについてインターネット検索を始めていました．

　入院時には「タバコを吸い始めたのは就職してからですよ．20歳代は1日1箱，30〜40歳代は1日30〜40本ペースで吸って

たけどね．現在は吸ってません」と語っていましたが，今朝は，「5年前から減らしてたんだけどな．手遅れでしたね」と訪室した看護師に語り，呼吸訓練器具を使って練習を続けていました．「Aさん，いつ訪室しても呼吸器具を使って術前練習されてますね．とっても積極的に練習されていますよ」と看護師たちは話していました．

【呼吸機能検査データ】%VC 80％，$FEV_{1.0}$ 61.63％
【感染症】なし
【習慣】喫煙：30本/日，飲酒：焼酎2合/日
【内服】アクトス，アマリール，プレミネント，ノルバスク
【身長】160.0 cm 　　　　【体重】71.2 kg
【血液データ】
AST 22 IU/l，ALT 21 IU/l，ALB 3.8 g/dl，TP 6.9 g/dl，Cre 0.6 mg/dl，BUN 15 mg/dl，Glu 166 mg/dl（空腹時），Hb_{A1c} 5.9％，WBC $6.7×10^3 \mu l$，Hb 14.4 g/dl，RBC $4.53×10^6 \mu l$，PLT $23.8×10^4 \mu l$ l　γ-GTP 42IU/l

事例 **4** 肝　臓

KEY WORDS

- 肝臓の解剖生理
- 肝硬変
- 肝がん
- C型肝炎
- 手術療法
- ストレスとコーピング
- 保存的治療法

この事例の重要な考え方，知識，技術

- 肝臓の解剖学的役割
- 肝硬変
- 肝がん
- チャイルドの分類*
- 手術療法
- ストレスとコーピング

チャイルドの分類
Child-Pugh 分類
血清ビリルビン，アルブミン，腹水の有無，肝性能症の有無，プロトロビン時間の5項目から肝臓の障害度を評価する．

学生用　事例4　肝　臓

Part 1
Aさんは，56歳の男性．「体が痒くて，眠れん」と身体を掻きながら，ナースステーションに来ました．そして，「まだまだ若い者には任せられんしなあ，子供小さいし，寝られんと考えるわ」と呟いていました．

Part 2
「わしは20歳の頃，交通事故に遭って，たくさん血が出て，輸血してもらって助かったんよ」「手術したらどれくらいで仕事に戻れるかな」と同室者に語っていました．

Part 3
「3カ月前から疲れやすく風邪症状がなかなか改善せんなあと思っていたら，弟子から『棟梁，ちょっと目が黄色いんちゃいますか』と言われて，近くの病院に行ったのよ」と看護師に語りました．

【外来情報】

Aさんは，56歳の男性．20歳のときに，交通事故に巻き込まれ，多量の出血で生死をさまよい約6カ月の入院を経験しています．今年の夏は，暑い日に建築現場にいることが多く，尿が濃くなることがありました．3カ月前から，疲れやすく風邪症状がなかなか良くならないところに，目が黄色いことを指摘され，かかりつけの病院を受診しました．検査の結果，肝機能上昇と，肝硬変疑いで，さらに精密検査を勧められました．その結果，肝硬変と，右葉に約5cm大と3cmの肝がんが見つかり手術適応となりました．

【呼吸機能検査データ】%VC 100%，$FEV_{1.0}$ 78%
【感染症】HCV（+）
【腹水】少量＋もコントロール可
【習慣】喫煙：なし　飲酒：なし
【身長】173 cm　　【体重】62 kg
【心電図】異常所見なし
【血液データ】
ALB 3.0 g/dl，TP 6.0 g/dl，WBC $8.5 \times 10^3 \mu l$，RBC $320 \times 10^4 \mu l$，Hb 9.7 g/dl，Ht 28%，PLT $14.2 \times 10^4 \mu l$，PT 4.0秒，CRP 0.2 mg/dl，AST 120 IU/L，ALT 118 IU/L，Glu 128 mg/dl，T-Bil 2.2 mg/dl，NH_3 42 μg/dl，Cre 0.8 mg/dl
【腫瘍マーカー】PIVKA-II　50AU/l

事例の概要

　Aさんは大阪市在住の56歳の男性です．現在は妻と子供2人（長男22歳，長女17歳）の4人家族です．

　Aさんは20歳のときに交通事故に遭い，多量の出血で生死をさまよい約6カ月間の入院を経験しています．「交通事故に遭って，たくさんの出血があったけど，輸血してもらって助かったんよ」6カ月間の入院生活の後，退院2カ月目から家業の大工修行を始め，現在は長男と一緒に建築業をしています．

　仕事に対しては非常に情熱的で，請け負った仕事に夜遅くまで打ち込み，帰ってきたら寝るだけの生活を送りながら順調な経営を行ってきていました．今年の夏は猛暑続きでしたが，納期があるため，そんな暑い日にも建築現場に長時間いることが多く，「かなり尿の色が濃くなってるわ」と言うことがたびたびありました．3カ月程前から，「この頃，よう疲れるわ．かなり疲れやすくなったなぁ」と弟子たちに語っていましたが，先週は「疲れが取れん．風邪症状がなかなか良くならんわ」と弟子に語ったところ，「棟梁，ちょっと目が黄色っぽいんちゃいますか」と弟子に言われ，かかりつけの病院を受診しました．検査の結果，肝機能上昇と，肝硬変疑いで，さらに精密検査を勧められました．精密検査の結果，肝硬変と，右葉に約5 cm大と3 cmの肝がんが見つかり手術適応と診断され，同時に，C型ウイルスからの肝硬変であることも告げられました．AさんがC型ウイルスからの肝硬変であったため，家族も検査を実施しましたが，妻子ともに陰性でした．

　手術前の検査を終え，担当医師から「肝硬変があるために，出血に気をつけて手術を行っていきます．そのため手術時間が長くなることがあります」と説明を受けましたが，Aさんは「手術，お願いします」とだけ答えていました．

　一昨日は，同室の患者たちに，「手術をしたら仕事には戻れるんかな」と聞いたり，見舞いに来た妻には「まだ若い者には何もまかせられん．子供たちのことも心配やしな」と語ったりしていました．

　現在，体全体に痒みがあり，なかなか眠れない日が続いています．「体が痒くて，眠れん」と身体を掻きながらナースステーションに来ました．また，3カ月前から便通が3日に一度となり食事

の量も減ってきました．

【呼吸機能検査データ】%VC 100％，FEV$_{1.0}$ 78％
【感染症】HCV（＋）
【腹水】少量＋もコントロール可
【習慣】喫煙：なし　飲酒：なし
【身長】173 cm　　　【体重】62 kg
【心電図】異常所見なし
【血液データ】
ALB 3.0 g/dl，TP 6.0 g/dl，WBC 8.5×10^3 μl，RBC 320×10^4 μl，Hb 9.7 g/dl，Ht 28％，PLT 14.2×10^4 μl，PT 4.0 秒，CRP 0.2 mg/dl，AST 120 IU/L，ALT 118 IU/L，Glu 128 mg/dl，T-Bil 2.2 mg/dl，NH$_3$ 42 μg/dl，Cre 0.8 mg/dl
【腫瘍マーカー】PIVKA-Ⅱ　50AU/l

4 IBL 事例

事例 **5** 膵　臓

🔍 KEY WORDS

- 膵臓の解剖生理
- 膵がん
- 手術療法
- 術中照射
- 保存的治療法

❗ この事例の重要な考え方，知識，技術

- 膵臓の解剖学的役割
- 外分泌
- 内分泌
- 膵管ドレナージ
- 手術療法
- 膵頭十二指腸切除術
- 放射線療法
- 化学療法
- ストレスとコーピング

学生用　事例5　膵　臓

Part 1
Aさんは，52歳の男性です．入院に際して担当看護師に「下痢症状は時々あったけど，その他の症状はなかったのです」と語っていました．
「僕は運がいいね．チャッチャと切ってもらって，早く職場に戻らんといかん」と語っていました．

Part 2
昨日，妻は「6時間もかかる手術なんですね．心配です」と話しました．「フライものを食べると下痢がしやすくなっている．先週からおかゆを中心とした食事をしています」と語っていました．

Part 3
先週，売薬を飲んでも風邪がなかなか治らないと話したところ，職場の同僚から「Aさん，ちょっと痩せたよね．顔が少し黄色いんじゃない」と言われました．
血液検査の結果，アミラーゼ値と血糖が高いと指摘されました．

【外来情報】
　Aさんは52歳男性．最近脂っこいものを食べると下痢がしやすくなっています．先週は，同僚から「痩せた，顔が少し黄色いんじゃないか」と言われ，本人も売薬を飲んでから少し黄色いかなあと思っていたところ，「薬を飲んでから黄色くなったんなら，病院に行って検査したほうがいいよ」と言われ，近医を受診しました．血液検査の結果，アミラーゼ値と血糖が高いと指摘されました．さらに検査が必要であると言われ，友人が勤務する大学病院を受診しました．超音波，CT撮影などの検査を実施し，その結果，膵頭部に腫瘍の疑いがあると言われ，手術目的で一昨日入院となりました．

【呼吸機能検査データ】%VC 100%，$FEV_{1.0}$ 78%
【感染症】なし
【習慣】喫煙：なし　飲酒：焼酎コップに1杯/日
【身長】170 cm　　【体重】60 kg
【心電図】異常所見なし
【血液データ】
ALB 3.5 g/dl，TP 6.0 g/dl，WBC $8.5×10^3 \mu l$，RBC $320×10^4 \mu l$，
Hb 13.7 g/dl，Ht 31%，PLT $14.2×10^4 \mu l$，PT 4.0秒，
CRP 0.2 mg/dl，AST 120 IU/L，ALT 118 IU/L，Glu 118 mg/dl，
T-Bil 2.1 mg/dl，Cre 0.8 mg/dl，
【腫瘍マーカー】CA19-9　45Uml

事例の概要

　Aさんは52歳男性．妻と大学生の息子二人の4人家族です．

　地方自治体で研究職として勤務しています．朝は7時30分頃に出勤し，昼の休憩も30分程度，夜は20時頃に帰宅するという毎日のタイムスケジュールはほぼ一定しています．Aさんをよく知る仲間たちは，「Aさんの性格を一言で表すと実直，真面目」と口をそろえています．Aさんは休憩時間をほとんどとらないで，毎日忙しくしていますが，とくに年度末は忙しく，毎日午後11時過ぎの帰宅が続いていました．

　「買ってきてもらった弁当を1日2食たべる生活が続いて，胃もたれを感じている」「とくにフライものを食べると下痢がしやすくなっている」と語り，先週から朝，晩食はおかゆを中心とした食事をしていました．また，先週は，「風邪かなあ．少しだるいような感じが続いている．売薬を飲んでいるけどなかなか治らない」と同僚に語ったところ，「Aさん，ちょっと痩せたよね．顔が少し黄色いんじゃない．薬を飲んでから黄色くなったんなら，病院に行って検査したほうがいいよ」と言われ，近医を受診しました．血液検査の結果，アミラーゼ値と血糖が高いと指摘されました．さらに検査が必要であると言われ，友人が勤務する大学病院を受診しました．超音波，CT撮影などの検査を実施し，その結果，膵頭部に腫瘍の疑いがあると言われ，手術目的で一昨日入院となりました．Aさんは入院に際して担当看護師に「下痢症状は時々あったけど，その他の症状はなかったのです」「仲間から，『膵臓がんは症状が出てからでは遅い．今回は早期に発見されて運が良かったね』と言われてね」と話していました．

　昨日，手術方法について担当医師から「術中照射をするので6時間ぐらいかかり，がんの進行状況によっては手術後化学療法が必要である」と告げられました．

　入院時から付き添っている妻は「6時間もかかる手術なんですね．心配です」と小声で話しましたが，Aさんは「手術は大変だけど，早く見つかって僕は運がいい．チャッチャと切ってもらって，早く職場に戻らんといかん」と語っていました．

【呼吸機能検査データ】%VC 100％，FEV$_{1.0}$ 78％
【感染症】なし
【習慣】喫煙：なし　飲酒：焼酎コップに 1 杯/日
【身長】170 cm　　　【体重】60 kg
【心電図】異常所見なし
【血液データ】
ALB 3.5 g/dl，TP 6.0 g/dl，WBC 8.5×10^3 μl，RBC 320×10^4 μl，Hb 13.7 g/dl，Ht 31％，PLT 14.2×10^4 μl，PT 4.0 秒，CRP 0.2 mg/dl，AST 120 IU/L，ALT 118 IU/L，Glu 118 mg/dl，T-Bil 2.1 mg/dl，Cre 0.8 mg/dl，
【腫瘍マーカー】CA19-9　45Uml

4 IBL事例

事例 6 直腸がん

KEY WORDS

- 直腸の解剖学的役割
- 直腸がん
- 手術療法
- 化学療法
- 放射線療法
- ストレスとコーピング
- 低位前方切除術
- 人工肛門
- ボディイメージの変容

この事例の重要な考え方，知識，技術

- 直腸の解剖学的役割
- 直腸がん
- 手術療法
- 化学療法
- 放射線療法
- ストレスとコーピング
- 低位前方切除術
- 生活習慣
- 家族機能
- 社会的役割

学生用　事例6　直腸がん

Part 1
Aさんは69歳の京都在住の男性．
先々週の講演会では，アルマーニのスーツを着用し，「これはお気に入りなんだけど，最近，お腹が張ってきてベルト位置を2穴ずらしたんだよ」と元秘書に話していました．

Part 2
同日の講演会では，昼食の幕の内弁当を半分程度食べただけで箸を置き，「すぐお腹が一杯になる．胃もたれのような感じが続いている」と語り，「これを飲んでもなかなかすっきり出ない」と言いながら下剤を飲んでいました．

Part 3
昨日は看護師に，「手術後すぐに一人で手入れができるの」「匂いが出るよね．講演は行けるのか」と語っていました．
本日は海外出張先からそのまま訪れた東京に住む一人息子（42歳）に，「わしはもう終わりや．あいつが迎えに来ている」とつぶやいていました．

【外来情報】
Aさんは69歳の京都在住の男性．最近，お腹が張ってきて，下剤を飲んでいました．10日前，トイレで鮮血の下血があり，驚いてすぐに知り合いの教授がいる大学病院を受診し，医師には「3カ月前頃から排便時に血液が混じることがありましたが，痔だろうと思っていました」「下剤を飲んでもすっきりと出ることがなくなっています」と状況を語りました．

下部消化管内視鏡，CT，血液検査を受け，肛門から5～6cmのところに腫瘍があること，手術適応であり入院が必要であることを告げられ，3日前に当院に入院となりました．

【呼吸機能検査データ】 %VC 80%，$FEV_{1.0}$ 60%
【感染症】 なし
【習慣】 喫煙：あり
【身長】 176 cm　　【体重】 65 kg
【心電図】 異常所見なし
【血液データ】
ALB 3.0 g/dl，TP 6.5 g/dl，WBC $6.5 \times 10^3 \mu l$,,
RBC $320 \times 10^4 \mu l$，Hb 9.7 g/dl，Ht 28%，PLT $18.4 \times 10^4 \mu l$,
CRP 0.2 mg/dl，AST 40 IU/L，ALT 34 IU/L，T-Bil 0.5 mg/dl,
Cre 1.0 mg/dl

事例の概要

　Aさんは69歳の京都在住の男性．一昨年，妻が他界し現在は一人暮らしをしています．一人息子である長男（42歳）は東京に住んでいますが，海外出張が多く，Aさんと会うのは年に2回程度です．

　Aさんはマーケット心理に関する研究者として著名であり，Z大学の名誉教授です．現在も月に2～3回は講演会などの要請を受けています．出かけるときや来客のある場合はお気に入りのコロンをつけ，『オシャレでダンディなA先生』と多くの教え子たちが語っています．

　先々週の講演会では，アルマーニのスーツ，ベルトを着用し「これはお気に入りなんだけど，最近，お腹が張ってきてベルト位置を2穴ずらしたんだよ．おかしくないかい」と元秘書に話していました．

　また，同日の昼食時は幕の内弁当を半分程度食べただけで箸を置いた様子を見た元秘書から，「食欲はいかがですか．少し痩せられたのではないですか？」と問われ，「すぐお腹が一杯になる．胃もたれのような感じが続いている」と語り，「これを飲んでもなかなかすっきり出ない」と言いながら下剤を飲んでいました．

　10日前，トイレで鮮血の下血があり，驚いてすぐに知り合いの教授がいる大学病院を受診し，医師には「3カ月前頃から排便時に血液が混じることがありましたが，痔だろうと思っていました」「下剤を飲んでもすっきりと出ることがなくなっています」と状況を語っていました．

　下部消化管内視鏡，CT，血液検査を受け，肛門から5～6cmのところに腫瘍があること，手術適応であり入院が必要であることを告げられ，3日前に当院に入院となりました．

　術前の呼吸機能などの諸検査を受けた結果，閉塞性肺疾患で，術中・術後の呼吸器合併症の起こる確率が高いことと，人工肛門を造ることになることなどの説明を医師から受けました．手術説明を受けた後，訪室した看護師に「手術のあと目が覚めなかった人はいるのか」とつぶやいていました．今回の入院のことは息子以外には語っておらず，日中に面会に訪れる人はなく，手術説明を受けてからはカーテンを閉め切って横になっていることが多く

なり，「なかなか寝つけない」と訴え眠剤の服用を始めました．

　昨日はマーキングに訪れた看護師に，「手術後すぐに一人で手入れができるの」「匂いが出るよね．講演は行けるのか」と語っていました．本日は息子が海外出張先からそのまま面会に訪れ「わざわざ帰ってこんでも良かったのに」「わしはもう終わりや．あいつが迎えに来ている」とつぶやいていました．

【呼吸機能検査データ】%VC 80％，FEV$_{1.0}$ 60％
【感染症】なし
【習慣】喫煙：あり
【身長】176 cm　　　【体重】65 kg
【心電図】異常所見なし
【血液データ】
ALB 3.0 g/dl，TP 6.5 g/dl，WBC 6.5×10^3 μl，，
RBC 320×10^4 μl，Hb 9.7 g/dl，Ht 28％，PLT 18.4×10^4 μl，
CRP 0.2 mg/dl，AST 40 IU/L，ALT 34 IU/L，T-Bil 0.5 mg/dl，
Cre 1.0 mg/dl

事例 7 前立腺

KEY WORDS

- 前立腺の解剖学的役割
- 前立腺肥大症
- HoLEP（経尿道的前立核出術）
- 薬物療法
- ストレスとコーピング

この事例の重要な考え方，知識，技術

- 前立腺の解剖学的役割
- 前立腺肥大症
- HoLEP（経尿道的前立核出術）
- 薬物療法
- ストレスとコーピング
- 自己管理
- 家族機能
- 社会的役割

学生用　事例7　前立腺

Part 1
Aさんは68歳男性．
「手術をするのなら大きな病院で受けたいです」と語り，一昨日に入院となりました．
訪室した20代の看護師αに「わしは毎日，この作業日記に寺のことや山や畑のことを記しているんや」「私の使命は先祖代々の田畑を守り通すことや」とニコニコ顔で語っていました．

Part 2
現在，Aさんは42歳の妻と二人暮らしです．16歳の長男は高校生で，寮生活をしています．
「風呂は温めの温度にして長湯をしていません．遅くても22時には床に就くようにしていました．でも，1年前から夜間10回程トイレに行くようになり，体の疲れがとれなくなりました」と語っています．

Part 3
昨夜は「眠れない」とナースコールが数回あり，訪室した若手の看護師には，「おしっこはちかくなるし，自慢のものも元気がなくなってきた．手術をしたらどうなるんや」と訴えていました．

【外来情報】

　Aさんは68歳男性，京都府下に在住．Aさんは，15年前に狭心症の発作，18年前頃に肺気腫の診断を受けています．8年前頃から夜間の排尿回数が増えていましたが，昨年からは夜間のトイレが10回程となり，「眠れないし，日中もちょっと動くとしんどくなってきた」「おしっこの勢いがなくなった．おしっこが残っている感じですっきりしない」と自覚し，友人から近医受診を勧められました．受診の結果，前立腺肥大症と診断され手術を勧められました．

【呼吸機能検査データ】%VC110.5%，$FEV_{1.0}$ 62.8%
【XP検査】前立腺部の膀胱内への肥大による突出像あり．
【感染症】なし
【内服】バイアスピリン，アダラート
【心電図】異常なし
【胸部レントゲン】両肺野透過性やや亢進
【身長】167 cm　　【体重】55.7 kg（BMI 19.9）
【腫瘍マーカー】PSA 1 ng/ml
【血液データ】
Cre 1.8 mg/dl，BUN 23 mg/dl，Alb 3.5 g/dl，TP 6.2 g/dl，
AST 42 IU/l，ALT 34 IU/l，総コレステロール 200 mg/dl，
CRP 0.2 mg/dl，WBC $8.5×10^3 \mu l$，Hb 12.6 g/dl，
RBC $430×10^4 \mu l$，PLT，$12.4×10^4 \mu l$，尿潜血（＋）

事例の概要

　Aさんは68歳男性です．京都府下に在住で妻と二人暮らしです．山林組合長や寺の総代などの役割をもち，村の重鎮的役割を担っています．

　一昨日から入院しているAさんは，15年前に狭心症の発作を起こしてから，毎日の出来事を日記に記しています．今朝，訪室した20代の看護師aに「わしは毎日，この作業日記に寺のことや山や畑のことを記しているんや」「秋の台風で寺の瓦が飛んで，塔が傾いてしもうた．改修工事にはお金がかかるけど，若いもんたちが出て行ってしもうて，なかなか寄付も集められん．改修工事の資金集めも総代の仕事で大変や」「私の使命は先祖代々の田畑を守り通すことや」と語り，「入院してからは，印象に残った人や会話内容を綴ってるんや．わしのお気に入りのaさんのことも記しているで」とニコニコ顔で語っていました．

　現在，Aさんは42歳の妻と二人暮らしですが，39歳の長女と16歳の長男がいます．長女は山口県に嫁ぎ，長男は高校生ですが寮生活をしています．長女は夫と中学生の子供と義父との4人家族で，フルタイムの仕事と，義父の介護に忙しくしています．実家に帰省することは2～3年に1度程度となっています

　Aさんは18年前頃に肺気腫の診断を受けています．「肺気腫やら狭心症を患ってから，風呂は温めの温度にして長湯をしてません．遅くても22時には床に就くようにしていました．でも，1年前から夜間10回程トイレに行くようになり，体の疲れがとれなくなりました」と語っています．

　8年前頃から夜間の排尿回数が増えていましたが，昨年からは夜間のトイレが10回程となり，「眠れないし，日中もちょっと動くとしんどくなってきた」「おしっこの勢いがなくなった．おしっこが残っている感じですっきりしない」と寺の会合などで口にするようになり，友人から近医受診を勧められました．受診の結果，前立腺肥大症と診断され手術を勧められましたが，「昨年，実弟が大動脈瘤の手術を受けたのですが，手術後にお見舞に訪れたところで大出血をしたのです．それから，手術は怖いのです．手術をするのなら大きな病院で受けたいです．だから，家から遠いのですが，この病院を選びました」と語り，一昨日に入院となり

ました．

　昨日，手術説明を受けた後，「今回の手術はたくさん血が出ることはないのか」「血が出ないようにするにはどうしたら良いのか」と訪室する看護師に訊ね，主治医には「どうかよろしくお願いします」と繰り返し頭を下げていました．また，昨夜は「眠れない」とナースコールが数回あり，レンドルミンをもって訪室した若手の看護師には，「おしっこはちかくなるし，自慢のものも元気がなくなってきた．どうなるんや」と訴えていました．

【呼吸機能検査データ】%VC110.5%，$FEV_{1.0}$ 62.8%
【XP 検査】前立腺部の膀胱内への肥大による突出像あり．
【感染症】なし
【内服】バイアスピリン，アダラート
【心電図】異常なし
【胸部レントゲン】両肺野透過性やや亢進
【身長】167 cm　　【体重】55.7 kg（BMI 19.9）
【腫瘍マーカー】PSA 1 ng/ml
【血液データ】
Cre 1.8 mg/dl，BUN 23 mg/dl，Alb 3.5 g/dl，TP 6.2 g/dl，AST 42 IU/l，ALT 34 IU/l，総コレステロール 200 mg/dl，CRP 0.2 mg/dl，WBC $8.5×10^3 \mu l$，Hb 12.6 g/dl，RBC $430×10^4 \mu l$，PLT，$12.4×10^4 \mu l$，尿潜血（＋）

事例 8 子宮頸がん

KEY WORDS

- 子宮の解剖生理学
- 子宮がん
- 手術療法
- 薬物療法
- 放射線療法

この事例の重要な考え方，知識，技術

- 女性生殖器の解剖学
- 子宮がん
- 広範子宮全摘出術
- リンパ節郭清術
- 化学療法
- 放射線療法
- 家族機能
- 社会支援

学生用　事例8　子宮頸がん

Part 1
Aさんは30歳女性．
検査時には「あの恰好はやっぱりいややわ．患者さんの気持ちがよくわかる」と語っていました．

Part 2
現在は12歳の長男と10歳の長女と京都市内で3人暮らしをしています．
訪室した看護師に「手術が終わっても，次の治療で入院期間が長くなるのよね」と語り，涙ぐんでいました．

Part 3
「2～3カ月前から生理の間隔がかなり不順なんだけど．出血したり，止まったり」と友人に語っていました．
今朝は同室の患者さんに「手術の後は，足がパンパンにむくむのよね」「ほてりや冷や汗も出るらしいね」と語っていました．

【外来情報】
　Aさんは30歳女性．看護助手として市民病院の外科病棟に勤めています．
　2～3カ月前から生理が不順なことと，出血したり，止まったりの不正出血があったが，一時的なものだと思っていました．しかし，出血したり，止まったりを繰り返し，さらに，おりものに血液が混じっていることに気づき近医を受診し，細胞診の結果，子宮がんの可能性が高いことが告げられ，さらに総合病院での治療を勧められて一昨日，入院となりました．

【呼吸機能検査データ】%VC110.5%，$FEV_{1.0}$ 75.8%
【感染症】なし
【心電図】np
【身長】167 cm　　　【体重】55.7 kg
【血液データ】
ALB 3.5 g/dl，TP 7.5 g/dl，WBC $6.5×10^3 \mu l$，
RBC $320×10^4 \mu l$，Hb 9.7 g/dl，Ht 28%，PLT $18.4×10^4 \mu l$，
CRP 0.2 mg/dl，AST 40 IU/L，ALT 34 IU/L，T-Bil 0.5 mg/dl，
Cre 1.0 mg/dl

事例の概要

　Aさんは30歳女性．看護助手として市民病院の外科病棟に勤めています．

　5年前に離婚し，現在は12歳の長男と10歳の長女と京都市内で3人暮らしをしています．

　離婚後は隣町に住む両親の支援を受けて子育てをしていましたが，頼りにしていた母親は2年前に脳梗塞で倒れ，2カ月前に他界しました．

　手足が不自由になった母親の食事・排泄などの介護は主に父親（72歳）が担当していましたが，腎透析を受けている父親にとっては負担が大きく，夜や土・日はAさんが介護を手伝っていました．

　母親の葬儀を終えた2カ月前頃，仲の良い友人に近況を聞かれ，「2〜3カ月前から生理の間隔がかなり不順なんだけど．出血したり，止まったり．母親の葬儀など，忙しかったからかなぁ」と語っていました．友人からも「ストレスがたまると不順になるって聞いたことがある．ゆっくり休んだほうがいいよ」と言われ不正出血は一時的なものだと思っていました．しかし，出血したり，止まったりを繰り返し，さらに，おりものに血液が混じっていることに気づき，近医を受診しました．細胞診の結果，子宮がんの可能性が高いことが告げられ，さらに総合病院での治療を勧められて一昨日，入院となりました．コルポスコピー実施時には「あの恰好はやっぱりいややわ．患者さんの気持ちがよくわかる」と語っていました．検査の結果，子宮頸がんⅡ-b期と告知され，広範子宮全摘出術とリンパ節郭清術を行うことが告げられました．さらに，術後の放射線治療と化学療法を併用する可能性についても説明を受けていました．

　昨日の医師の説明後から口数が減っていましたが，訪室した看護師に「手術が終わっても，次の治療で入院期間が長くなるのよね．これからどうしよう」と語り，涙ぐんでいました．今朝は，同室の患者さんに「手術の後は，足がパンパンにむくむのよね」「手術したら女でなくなりそうね．ほてりや冷や汗も出るらしいね」と語っていました．

【呼吸機能検査データ】 %VC110.5％，FEV$_{1.0}$ 75.8％
【感染症】 なし
【心電図】 np
【身長】 167 cm 　　　【体重】 55.7 kg
【血液データ】
ALB 3.5 g/dl，TP 7.5 g/dl，WBC 6.5×10^3 μl，
RBC 320×10^4 μl，Hb 9.7 g/dl，Ht 28％，PLT 18.4×10^4 μl，
CRP 0.2 mg/dl，AST 40 IU/L，ALT 34 IU/L，T-Bil 0.5 mg/dl，
Cre 1.0 mg/dl

事例 9　下咽頭がん

KEY WORDS

- 下咽頭の解剖学的役割
- 下咽頭がん
- 化学療法
- 手術療法
- 放射線療法
- ストレスとコーピング
- ボディイメージの変容

この事例の重要な考え方，知識，技術

- 下咽頭の解剖学的役割
- 化学療法
- 手術療法
- 放射線療法
- ストレスとコーピング
- 生活習慣
- 家族機能
- 社会的役割

学生用　事例9　下咽頭がん

Part 1
Aさんは54歳の男性．今朝，Aさんは妻とともに1時間ほど鴨川辺りを散歩していました．妻は「優しい声がもう聞けなくなるのね，とてもつらいわ」と涙ぐんでいました．

Part 2
昼頃，看護師が訪室するとAさんは呼吸練習や床上運動をやっていました．
訪室した看護師に「来月から高校野球の予選大会が始まる．部の顧問として最近1カ月は土・日もなかった」と語りました．

Part 3
「喉のかすれはなかなかとれんし，疲れもなかなかとれんことは気になっていました」「手術したら声を失うのですね．とてもショックです」「命は助かるのですね」と医師に繰り返し語っていました．

【外来情報】

　Aさんは54歳の京都在住の男性．Aさんは公立高校で社会の教員をしています．声のかすれと，少し痩せたように感じると妻から言われ，妻とともに近医を受診しました．上部消化管造影検査，上部消化管内視鏡検査を受け，さらに生体検査が必要であることからZ病院を紹介され入院となりました．
　生体検査の結果，下咽頭がんと診断され，手術適応となりました．
一昨日，主治医からAさんと妻に対して手術の方法とリスク，合併症などの手術説明が行われました．

【呼吸機能検査データ】 %VC 100.5%，$FEV_{1.0}$ 60%
【身長】178 cm　　【体重】62 kg（BMI 19.6）
【血液データ】
Cre 1.0 mg/dl，BUN 18 mg/dl，Alb 3.8 g/dl，TP 7.0 g/dl，
AST 40 IU/l，ALT 34 IU/l，CRP 0.2 mg/dl，WBC $9.5×10^3 \mu l$，
Hb 15.0 g/dl，RBC $430×10^4 \mu l$，PLT $14.4×10^4 \mu l$

事例の概要

　Aさんは54歳の京都在住の男性で，妻と二人暮らしです．一人娘は東京に嫁いでいます．Aさんは公立高校で社会の教員をしています．入院前は生活指導担当主任および野球部顧問として忙しい毎日を送っていました．最近は生徒指導案の作成に追われるとともに，野球の地区予選大会を控え，帰宅は夜遅くなっていました．土・日も練習があるため，休息が取れない状況でした．

　元来スポーツ好きで趣味としてスキー，スキューバダイビング，ゴルフなどを楽しみ，教え子や友人たちとの交流が多く社交的な性格です．友人たちとの飲食の機会は多いほうで，飲酒はおもに外でしたが，最近は休日が減るとともに帰宅後の飲酒量は増加し，タバコの喫煙本数も日ごとに増え，1日40本以上吸っていました．

　「声のかすれが続いているわね．疲れているのではないの」「少し痩せたように感じるけど」「心配だから病院へ行ってちょうだい」と妻から強く言われ，妻とともに近医を受診しました．

　上部消化管造影検査，上部消化管内視鏡検査を受け，さらに生体検査が必要であることからZ病院を紹介され入院しました．

　生体検査の結果，下咽頭がんと診断され，手術適応となりました．

　一昨日，主治医からAさんと妻に対して手術の方法とリスク，合併症などの手術説明が行われました．

　Aさんは「喉のかすれはなかなかとれんし，疲れもなかなかとれんことは1カ月前から気になっていました」「手術したら声を失うのですね．とてもショックです」「命は助かるのですね」と医師に繰り返し語りました．

　妻は「首に穴があいてしまうのですね」と消え入りそうな声でつぶやきました．その後さらに「もう声は出ないのですね」「手術で命は助かるのですね」と繰り返しながら手術の承諾書にサインをしていました．

　今朝，Aさんは妻とともに1時間ほど鴨川辺りを散歩していました．妻は「優しい声がもう聞けなくなるのね，とてもつらいわ」と涙ぐんでいました．

　昼頃，看護師が訪室するとAさんは呼吸練習や床上運動をやっていました．

訪室した看護師に「来月から高校野球の予選大会が始まる．最近1カ月は土・日もなかった」と語りました．

> 【呼吸機能検査データ】%VC 100.5％，FEV$_{1.0}$ 60％
> 【身長】178 cm　　　　【体重】62 kg（BMI 19.6）
> 【血液データ】
> Cre 1.0 mg/dl，BUN 18 mg/dl，Alb 3.8 g/dl，TP 7.0 g/dl，
> AST 40 IU/l，ALT 34 IU/l，CRP 0.2 mg/dl，WBC 9.5×10^3 μl，
> Hb 15.0 g/dl，RBC 430×10^4 μl，PLT 14.4×10^4 μl

4 IBL 事例

事例 10 股関節

KEY WORDS

- 関節の解剖学的役割
- 変形性股関節症
- 人工関節置換術
- 活動・運動機能

この事例の重要な考え方，知識，技術

- 関節の解剖学的役割
- 変形性股関節症
- 人工関節置換術
- 活動・運動機能
- 生活習慣
- 社会的役割
- リハビリテーション
- 社会資源の活用

学生用　事例10　股関節

Part 1
Aさんは53歳女性．身長157 cm，体重70 kg．
「夫はほとんど家にいないので，ドラマを見ながら一人でおやつを食べて過ごすことが多いのよ」
「義母は年だから一人暮らしが無理になってきたわ．手術が終われば早く帰りたいけど」と語っていました．

Part 2
「9月になったら，ガーデニングが再開できるかしら」
「200 m先のスーパーに買い物に行くのにも10分もかかるの」と語っていました．
入院に際して，更生医療の申請手続きをしています．

Part 3
小さい頃から左右の足の長さが異なり，少し跛行がありました．
「今年の春から，しゃがもうとすると痛くてね」「右足を使わないで車イスに乗る練習は難しいわ」と看護師に語っていました．

【外来情報】

　Aさんは53歳女性，京都在住．小さい頃から左右の足の長さが異なり，少し跛行がありました．3年前頃から，花の植え替え作業中，立ち上がり時に右股関節に痛みを感じるようになっていました．今春の植え替え時にはしゃがむことが困難になり，歩行時の跛行が目立つようになっていました．近くの医院で，変形性股関節症と言われて鎮痛剤をもらいましたが，薬を飲んでも痛みが減らないため，かかりつけ医に相談したところ，人工股関節置換術の施行を勧められ，手術をすることを決断し，一昨日入院しました．

【呼吸機能検査データ】%VC110.5%，$FEV_{1.0}$ 77.8%
【XP検査】関節裂隙の狭小化，骨硬化像，骨嚢胞形成を認める
【身長】157 cm　　　【体重】70 kg（BMI 28.4）
【血液データ】
Cre 1.0 mg/dl，BUN 18 mg/dl，Alb 3.8 g/dl，TP 7.0 g/dl，
AST 40 IU/l，ALT 34 IU/l，CRP＜0，WBC $6.5×10^3 \mu l$，
Hb 12.6 g/dl，RBC $430×10^4 \mu l$，PLT $14.4×10^4 \mu$

事例の概要

　Aさんは53歳女性．身長157 cm，体重70 kg．51歳の会社員の夫と京都で二人暮らしです．一人息子（19歳）は大学生で，北海道で下宿生活をしています．

　80歳の義母は自宅から30分程度の地で独居生活をしており，現在は，食事，洗濯などの家事はこなしていますが，先日，鍋を火にかけたままにして，小火騒ぎを起こしました．Aさんは近所の知人に「介護問題を身近に考えることが多くなったわ」と話しています．

　夫は出張が多く，帰宅時間も遅くなることが多く，「夫はほとんど家にいないので，ドラマを見ながら一人でおやつを食べて過ごすことが多いのよ」と語っています．趣味はガーデニングで，近所の方々から「季節ごとにこまめに花を植え替えてらっしゃいますね．きれいなお花を眺めさせてもらうのが楽しみです」と言われており，植え替え時期になると朝から夕方まで庭仕事をしています．

　小さい頃から左右の足の長さが異なり，少し跛行がありました．3年前頃から，花の植え替え作業中，立ち上がり時に右股関節に痛みを感じるようになっていました．今春の植え替え時にはしゃがむことが困難になり，歩行時の跛行が目立つようになっていました．「今年の春から，しゃがもうとすると股関節が痛くてね．今年の春は趣味の花の植え替えはできなかったわ」「近くの医院で，変形性股関節症と言われて鎮痛剤をもらったけど，薬を飲んでも痛みが減らないのよ」「200 m先のスーパーに行くのにも足が痛くて10分もかかるの」と語り，日々の買い物にも杖が必要となっていました．

　Aさんの自宅の寝室は二階にあり，階段の昇降が困難となっていたこと，さらに，義母の介護の心配もあり，再度かかりつけ医に相談したところ，人工股関節置換術の施行を勧められ，手術をすることを決断し，一昨日入院しました．入院に際して，更生医療の申請手続きをしています．

　「手術をすれば跛行が治って杖を使わずに歩けるようになるかしら」「9月になったら，ガーデニングが再開できるかしら」と訪室した看護師に尋ねていました．

昨日，主治医から手術説明が行われ，昨日から車イス移乗練習を始めていますが，「右足を使わないで車イスに乗るのは難しいわ」「義母は年だから一人暮らしが無理になってきたわ」「手術が終われば早く帰りたいけど，すぐに上手に乗れるようになるのかしら」とつぶやいています．

【呼吸機能検査データ】％VC110.5％，$FEV_{1.0}$ 77.8％
【XP検査】関節裂隙の狭小化，骨硬化像，骨囊胞形成を認める
【身長】157 cm 　　【体重】70 kg（BMI 28.4）
【血液データ】
Cre 1.0 mg/dl，BUN 18 mg/dl，Alb 3.8 g/dl，TP 7.0 g/dl，AST 40 IU/l，ALT 34 IU/l，CRP＜0，WBC $6.5×10^3 \mu l$，Hb 12.6 g/dl，RBC $430×10^4 \mu l$，PLT $14.4×10^4 \mu l$

索 引

あ

アクティブ・ラーニング 13
医療事故 12

か

下咽頭がん 23, 86
ガウンテクニック 2, 7, 48
化学療法 62, 70, 74, 82, 86
仮説，事例 20, 23
肝がん 66
肝硬変 66
看護基礎技術 4
看護ケア計画 2
看護計画立案 2
看護プラン 42, 44
看護問題 43
看護問題ネーミング 42
冠状動脈バイパス術 58
関連図，看護問題 39, 40

教員の役割 15
狭心症 58

クリッピング手術 54
グループ評価 9

形成的評価 8
経尿道的前立核出術 78

広範子宮全摘出術 82
個人内評価 8

さ

子宮がん 82
事実，事例 20, 23
手術療法 62, 66, 70, 74, 82, 86
術後観察 2
術前訓練 2, 6, 46, 51
術中照射 70
術直後の観察 7, 49, 52
情報の整理 9, 39
初診アナムネーゼ 2, 6, 41, 45
調べる項目，事例 20, 23
人工関節置換術 90
人工肛門 74
心臓リハビリテーション 58
診断的評価 8

膵がん 70
膵管ドレナージ 70
膵頭十二指腸切除術 70
スキンケア 2, 7, 48
スクイージング 46
ストレス 54, 58, 66, 70, 74, 78, 86
ストレスコーピング 62

生活習慣 58, 62, 74, 86, 90
生体侵襲 2
絶対評価 8
前立腺肥大症 78

総括的評価 8
相対評価 8

た

チャイルドの分類 66
直腸がん 74

低位前方切除術 74

な

脳動脈瘤 54

は

肺がん	62
ピア評価	9
必要な情報，事例	20, 23
批判的思考	12
プレゼンテーション	2, 8
変形性股関節症	90
放射線療法	62, 70, 74, 82, 86
保存的治療法	66, 70

や

薬物療法	54, 58, 78, 82

ら

リハビリテーション	62, 90
理論枠組み	5, 39
リンパ節郭清術	82
ルーブリック評価	9, 10
ロールプレイ	6, 45

欧文

C型肝炎	66
HoLEP	78
IBL	3, 5, 15, 17
Mooreの回復過程	7
PBL	14
PTCA	58
SOAP	8

アクティブ・ラーニング　IBL で進める成人看護学演習法

2010 年 12 月 10 日　第 1 版第 1 刷発行〈検印省略〉

著　者	赤澤千春　Akazawa Chiharu
	西薗貞子　Nishizono Teiko
発行者	市井輝和
発行所	株式会社金芳堂
	〒 606-8425　京都市左京区鹿ヶ谷西寺ノ前町 34 番地
	振替　01030-1-15605
	電話　075-751-1111（代）
	http://www.kinpodo-pub.co.jp/
印　刷	亜細亜印刷株式会社
製　本	新日本製本株式会社

© 赤澤千春，西薗貞子，金芳堂，2010
落丁・乱丁本は直接小社へお送りください．お取替え致します．

Printed in Japan
ISBN978-4-7653-1463-3

・JCOPY　〈(社)出版者著作権管理機構　委託出版物〉
本書の無断複写は著作権法上での例外を除き禁じられています．複写される場合は，そのつど事前に，(社)出版者著作権管理機構（電話 03-3513-6969，FAX 03-3513-6979，e-mail：info@jcopy.or.jp）の許諾を得てください．